HEYNE <

KATJA PANTZAR & CARITA HARJU

Saunadampf und Kältekick

Das finnische Geheimnis für ein glückliches, gesundes Leben

Aus dem Englischen übersetzt von Karin Weingart

WILHELM HEYNE VERLAG
MÜNCHEN

Die Originalausgabe erschien 2024 unter dem Titel *The Power of Hot and Cold*
bei Yellow Kite / Hodder & Stoughton, UK.

FSC www.fsc.org
MIX
Papier | Fördert gute Waldnutzung
FSC® C014496

Penguin Random House Verlagsgruppe FSC® N001967

Deutsche Erstausgabe 10/2025

Umschlaggestaltung: Guter Punkt GmbH & Co. KG, München,
unter Verwendung von Motiven von © EyeEm Mobile GmbH/iStock/
Getty Images Plus, © hannurama/iStock/Getty Images Plus, © Anton Pentegov/
iStock/Getty Images Plus und © littleclie/iStock/Getty Images Plus
Illustrationen Innenteil: Christl Glatz, Guter Punkt, München
Satz: Satzwerk Huber, Germering
Druck und Bindung: GGP Media GmbH, Pößneck
ISBN 978-3-453-70515-9

www.heyne.de

Für alle starken Frauen, denen Sauna und See,
heißer Dampf und kaltes Wasser zu Lebensfreude,
Wohlgefühl und Gemeinschaftsgeist verhelfen.

»Schon seit Jahrhunderten bedienen sich die Finnen der Kraft von Hitze und Kälte, um ihr Wohlbefinden zu verbessern, die Gesundheit zu fördern und ihren Charakter zu stärken. Wir glauben schon seit jeher, dass der in der Sauna entstehende Schweiß den Körper von innen heraus reinigt. Und sich zum Abkühlen im Schnee zu wälzen oder ein Eisbad zu nehmen, ist nach dem heißen Dampf der beste Weg, Geist und Körper so zu erfrischen, dass man sich wie neu geboren fühlt.«

Saija Silén, Kulturerbe- und Saunaexpertin

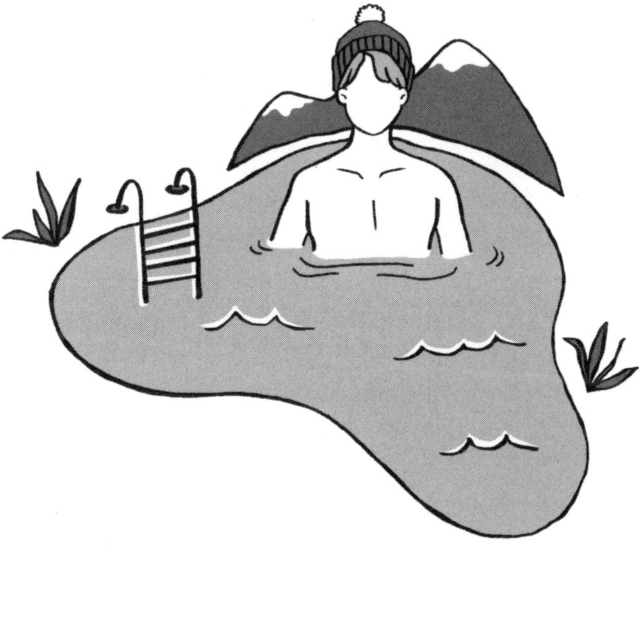

Inhalt

Vorwort

Lichtstrahlen fallen durch das Fenster der Sauna. Wir sitzen auf den Holzbänken, aalen uns in der Hitze und geraten ordentlich ins Schwitzen, bevor wir ins Freie laufen und einen Sprung ins kalte Nass wagen.

Für alle, die mit der herrlichen Verbindung aus Hitze und Kälte nicht vertraut sind, hört sich das unter Umständen komisch an. Und so fragst du dich vielleicht, warum man sich derart extremen Zuständen aussetzen sollte. Dabei ist die Antwort ganz einfach: Die finnische Kontrasttherapie – die Krönung einer heißen Dampfsaunasitzung mit einem Eisbad – heilt fast alle geistigen, körperlichen und seelischen Beschwerden.

Wir, Carita und Katja, haben uns zusammengetan, um ein Buch über diese Kontrasttherapie zu schreiben, weil sie überall auf der Welt boomt. Und weil es an Faktenwissen über die echte finnische Sauna und das Kaltwasserbaden fehlt. Nicht zuletzt aber auch, weil auf Social Media und an anderen Stellen so viele Falschinformationen kursieren.

Carita, eine der führenden Saunaexpert*innen Finnlands, lebt in Jyväskylä und ist die Gründerin des internationalen Business-Networks Sauna from Finland. Da es zu ihrem Job gehört, für die Aufrechterhaltung von Authentizität, Qualität und Sicherheit der Dampfbäder in Finnland zu sorgen, hat sie wahrscheinlich schon so viele Saunen gesehen und besucht wie kaum jemand sonst.

Katja, die in Kanada aufgewachsen ist, lebt heute als Journalistin und Autorin in Helsinki. Ihr Arbeitsschwerpunkt ist die Aufklärung einer internationalen Leserschaft über die Freuden und Fakten des Eisbadens sowie den nordischen Lebensstil. Ihr erstes Buch zu diesem Thema wurde in 24 Sprachen übersetzt.

Ich, Katja, fungiere auf den folgenden Seiten als gemeinsame Stimme für Carita und mich; ich werde von uns persönlich erzählen und dich ganz nah an die Kontrasttherapie heranführen. Auch über ihre tief reichenden kulturellen Wurzeln komme ich zu sprechen und natürlich über ihre gesundheitsfördernden Wirkungen, die von einem besseren Zustand der Psyche über ein Gefühl der Zugehörigkeit bis hin zu einem gesünderen Stoffwechsel und erhöhter Fitness des Herz-Kreislauf-Systems reichen.

Neben Expertenratschlägen, Tipps und praktischen Informationen findest du in diesem Buch auch inspirierende Geschichten von Menschen und Orten, die eng mit dem finnischen Lebensstil rund um Sauna und kaltes Wasser verbunden sind.

Wir erklären, warum die Kontrasttherapie genau die richtige Antwort auf viele unserer heutigen Beschwerden ist, ob diese nun auf unsere vorwiegend sitzende Lebensweise zurückzuführen sind oder auf die Herausforderungen des Alltags. Denn der Wechsel von Hitze und Kälte kann Geist und Seele beflügeln und die Stressresistenz erhöhen; zudem bietet er viele weitere Vorteile, die ein aktives Leben und die Verbundenheit mit der Natur fördern.

Nicht zuletzt ist die Kontrasttherapie auch Teil dessen, was die Menschen in Finnland – die sich immer wieder auf Platz eins des UN-Weltreports der glücklichsten Bevölkerungen wiederfinden – resilient, zufrieden und gesund erhält, ganz unabhängig davon, was ihnen das Leben zumuten mag.

Einführung

Die Idee von heiß-kalten Wechselbädern geht bis ins alte Rom zurück. Doch die Finnen gehörten zu den Ersten, die neben heißen Saunabädern auch im kalten Winter schwimmen gingen oder sich im Schnee wälzten.

Heute ist beides fester Bestandteil eines jahrhundertealten Baderituals.

In dem Maße, in dem sich die Kontrasttherapie über den ganzen Erdball verbreitet hat, sind zahlreiche auf zahlende Kundschaft orientierte Varianten des Eisbadens entstanden, die allerlei Equipment voraussetzen, wie etwa Badewannen oder spezielle Kühltruhen voller Eiswürfel, Kältekammern oder sogar kostspielige kühlende Nebelduschen. Was von der bloßen Natur, also von Teichen, Seen, Flüssen oder dem Meer, sehr weit entfernt ist. Dasselbe gilt für das gesamte heute angebotene Spektrum rund um das Thema Sauna, das von tragbaren Schwitzkabinen bis hin zu Infrarot-Saunadecken reicht.

Die Kontrasttherapie fügt sich nahtlos in den derzeit herrschenden Megatrend Wellness ein, weltweit ein riesiges Geschäftsfeld, das dem *Global Wellness Institute* zufolge im Jahr 2022 einen Umsatz von 5,1 Billionen Euro erwirtschaftete. Den Schätzungen dieser gemeinnützigen Organisation nach dürfte er bis 2027 auf 7,8 Billionen anwachsen, was in etwa dem doppelten Bruttoinlandsprodukt Deutschlands entsprechen würde.[1]

Die finnische Sauna

Für viele mag eine Sauna der reine Luxus sein, doch für die Finn*innen stellt sie einen entscheidenden Bestandteil des Alltagslebens dar, einen Grundstein ihrer Kultur. Was man nicht zuletzt daran erkennen kann, dass auf eine Bevölkerung von gerade mal 5,6 Millionen Menschen mehr als drei Millionen Saunen kommen – das entspricht dem höchsten Pro-Kopf-Verhältnis weltweit. Fast in jedem Gebäude, ob Wohnhaus, Sporthalle, Schwimmbad, Hotel oder Bürokomplex gibt es mindestens eine. Deshalb dürfte es auch nicht weiter überraschen, dass »Sauna« eines der ganz wenigen finnischen Wörter ist, die Eingang in den internationalen Sprachgebrauch gefunden haben.

Über die Geschichte der finnischen Sauna ist im Einzelnen zwar nur wenig bekannt, jedoch wissen wir, dass ihre Anfänge etwa zehntausend Jahre zurückreichen. Die prähistorischen Saunen waren extrem einfach: Sie bestanden nur aus einer Vertiefung im Erdboden, in deren Mitte sich eine Feuerstelle befand, und einem aus den Stämmen junger Bäume gebauten Dach. Doch dauerte es buchstäblich Jahrtausende, bis sie sich allgemein durchgesetzt hatten.

Auch in anderen Kulturen, zum Beispiel in Japan und der Türkei, waren bestimmte Arten von Dampfbädern bekannt, zum Teil sogar schon sehr lange. Doch für die nationale finnische

Identität ist die Sauna von zentraler Bedeutung – und das jetzt bereits seit mehr als zweitausend Jahren. Im Zyklus des Lebens kamen ihr früher eine Vielzahl verschiedener Funktionen zu. In den kalten Monaten etwa diente die Sauna als Waschhaus; aufgrund der sterilen Bedingungen, die darin herrschten, wurden dort Kinder zur Welt gebracht und Kranke geheilt; und schließlich bot sie einen heiligen Raum zur Vorbereitung der Toten auf ihre letzte Reise.

Heute trifft man nur noch selten auf Finn*innen, die in einer Sauna geboren wurden. Nach wie vor gilt sie jedoch als Apotheke der Armen, nicht zuletzt aufgrund der ihr zugesprochenen anti-infektiösen und bei vielen Beschwerden heilsamen Wirkung.

Im Lauf der Zeit hat sich die Sauna zu dem entwickelt, als das wir sie heute kennen: einem Ort, an dem wir alles Mögliche ausschwitzen, uns entspannen und einander begegnen können. Und zu einem Ort, an dem alle genauso akzeptiert werden, wie sie eben sind.

Auch formell anerkannt wurde die Bedeutung der finnischen Sauna 2020, als die UNESCO sie in die Liste des Immateriellen Kulturerbes der Menschheit aufnahm. Darin würdigt die Organisation Ausdrucksformen menschlichen Daseins, die angesichts zunehmender Globalisierung zum Erhalt von kultureller Diversität und auf Gegenseitigkeit beruhendem Respekt vor anderen Lebensweisen beitragen.

Die Saunahauptstadt der Welt

An einem sonnigen Tag Anfang März wird Tampere, die drittgrößte Stadt Finnlands, von einer dünnen Schneeschicht bedeckt. Ein Kälteeinbruch im Frühling ist in den nordischen Ländern keine Seltenheit, und in Finnland hat man sogar ein eigenes Wort für die plötzliche Rückkehr des Winters: *takatalvi.*

Doch glücklicherweise ist die Wärme ja fast überall in greifbarer Nähe – in Form der Sauna, des typisch finnischen Dampfbades. Und das ziemlich entspannte Tampere, aufgrund seiner Rolle eines Industriezentrums früher als Manchester des Nordens bekannt, ist auch die Saunahauptstadt der Welt. Hier, im Herzen der Finnischen Seenplatte, gibt es an die 55 öffentliche Saunen, darunter alles von hip bis historisch, inklusive einer der vermutlich ältesten Schwitzstuben des Landes, die bereits seit 1906 in Betrieb ist.

Carita und ich treffen uns im Stadtzentrum, unterhalb der Tammerkoski-Stromschnellen, wo der schottische Unternehmer James Finlayson in den Zwanzigerjahren des 19. Jahrhunderts seine legendäre Baumwollfabrik gründete. Und zwar in einem modernen Komplex namens Kuuma (»heiß«), der Schwitzen, Schwimmen, Speis und Trank bietet.

Weit verbreitete Missverständnisse

Hier sind wir in der Rauchsauna, auf die verschiedenen Saunatypen gehen wir noch näher ein. Jetzt greift Carita zur Schöpfkelle und gießt Wasser auf die heißen Steine des Saunaofens, um *löyly* zu erzeugen oder zu »werfen«, wie man in Finnland sagt, den weichen, warmen Wasserdampf, der von ihnen aufsteigt.

Während wir es uns gemütlich machen, lachen wir über die weit verbreiteten kulturellen Missverständnisse in Sachen Sauna, denen wir schon so oft begegnet sind: dass es dabei irgendwie um Sex ginge oder dass man beim Schwitzen, um optimale Ergebnisse zu erreichen, strenge Regeln einhalten müsse wie feste Zeiten und spezielle Temperaturen.

»In der Sauna lernst du, auf deinen Körper zu hören, und bleibst genauso lange drin, wie es sich für dich gut anfühlt«, sagt Carita. »Niemand schreibt einem da irgendetwas vor. Das dürfte für alle, die nicht in diese Kultur hineingeboren wurden, die größte Überraschung sein, angesichts der vielen von allerlei Zahlen und Messwerten geprägten Wellnessmethoden und Fitnessprogramme, die heute in der Welt so kursieren.«

Für Fremde werfen Saunen viele Fragen auf, zum Beispiel, was die Nacktheit angeht. Ich weiß noch: Als ich vor vielen Jahren nach Finnland gezogen bin, habe ich auch eine gewisse Zeit gebraucht, bis ich mich daran gewöhnt hatte, unbekleidet in die Frauensauna zu gehen.

In Finnland dreht sich alles darum, das Saunaerlebnis für alle so angenehm zu gestalten wie nur irgend möglich. Niemand wird gezwungen, irgendetwas zu tun, was er oder sie nicht tun möchte. Und wenn sich jemand lieber in ein Badetuch hüllt, weil es sich besser anfühlt, spricht absolut nichts dagegen.

Für Carita, die die Sauna von klein auf gewohnt ist, tragen die wohligen Dampfbäder entscheidend zur Förderung ihrer Superkräfte bei. Denn wie Millionen anderer Finn*innen pflegt auch sie mithilfe des Schwitzbads Geist, Körper und Seele.

»In der sanften Hitze der Sauna können wir uns den kleineren und größeren Herausforderungen des Lebens widmen. Während wir uns körperlich und geistig entspannen, schweigen wir zusammen oder unterhalten uns über alles, was uns im Kopf herumgeht. Die Ruhe verhilft uns zu Zufriedenheit in und mit der Gegenwart. Nach einem Saunabesuch wirkt die Welt auf mich immer wie ein besserer, überschaubarerer Ort«, fügt Carita hinzu.

Während wir auf den unteren Bänken der Sauna sitzen, wo es nicht ganz so heiß ist wie weiter oben, bewundere ich die Sitzunterlage, die mir Carita geschenkt hat. Sie hat die Größe eines Geschirrtuchs und besteht aus hochwertiger Baumwolle in schwarz und grau; verziert ist sie mit einem Muster aus Birkenbäumen, die zu den Natursymbolen Finnlands gehören. Die Birke symbolisiert Gesundheit und Stärke und galt früher als Verbindungsglied zwischen Leben und Tod.

Caritas Geschenk hat aber noch eine andere Bedeutung, denn es stellt eine sehr viel nachhaltigere Alternative zu den Einweg-Unterlagen dar, die in öffentlichen Saunen sonst oft ausgegeben werden, und soll einen ein ganzes Leben lang begleiten.

Regeln in Sachen Nacktheit

Das Thema Nacktheit nehmen die Finninnen und Finnen sehr ernst. Deshalb darfst du dich in der Sauna gern in ein Handtuch wickeln, wenn du magst. Jede Sauna hat ihre eigene Hausordnung, und Regeln, die überall gelten, gibt es keine. Geschwitzt wird jedoch meistens getrennt: zu bestimmten Zeiten die Frauen, zu anderen die Männer. In gemischten Saunen trägt man oft Badesachen oder andere angemessene Kleidung.

Das kalte Bad

Nach etwa fünf oder zehn Minuten gehen wir raus auf die Veranda und schauen uns den kleinen Pool an, der in den »Heiligen« Pyhäjärvi-See eingelassen ist (den »Heiligen« See).

Im Unterschied zu Carita, der geborenen Botschafterin für den heißen Dampf, bin ich Feuer und Flamme fürs kalte Wasser. Und wie! Nachdem ich mich in der Sauna aufgewärmt habe, bin ich nun zum Eisbad bereit. Daran habe ich mich gleich nach meinem Umzug aus Kanada gewöhnt. Denn um die Laune zu heben, gibt es für meine Begriffe nichts Besseres, speziell in den dunklen, leicht deprimierend wirkenden Wintermonaten. Sobald ich nicht mehr täglich mein kaltes Bad nehmen kann, beginnt es mir sowohl mental als auch körperlich schlechter zu gehen. Meine Freude an der Sauna beruht zu einem Großteil auf der Liebe zur Kälte – und auf dem Rausch der Glücksgefühle, der Euphorie und Ruhe, die die Kombination von Heiß und Kalt mit sich bringt.

Stufe für Stufe begebe ich mich ins Wasser, dessen Temperatur zu dieser Jahreszeit Anfang März bei etwa zwei Grad Celsius liegt. Dann schwimme ich eine kleine Runde, nicht länger als zwei Minuten. Carita sieht mir von der Veranda aus zu, denn sie geht bei solchen Temperaturen nicht ins Wasser – *noch* nicht. Doch eines der Ziele, die wir uns gemeinsam gesetzt haben, besteht darin, sie nach und nach ans kalte Wasser zu gewöhnen – und an den Kontrast zur Hitze der Sauna.

Zu diesem Zweck klettert sie nun vorsichtig einige Stufen hinab, bis sie knietief im Wasser steht und angesichts des Kälteschocks in gellendes Lachen ausbricht.

Beim nächsten Mal, beschließen wir, wird sie noch ein paar Stufen weiter runtergehen.

Nachdem wir uns ein weiteres Mal in der Sauna aufgewärmt haben, geht's noch einmal nach draußen. Ich nehme ein kurzes Bad, während sich Carita erneut ins Wasser vorwagt, diesmal tatsächlich etwas tiefer. Dann heißt es für uns: schnell wieder in die Wärme.

»Diesmal hat sich das Wasser schon gar nicht mehr so kalt angefühlt«, sagt sie auf dem Weg in die Sauna.

Statt direkt reinzuspringen, gewöhnen sich viele, die mit Eisbaden anfangen wollen, lieber ganz allmählich an das kalte Wasser. Was aber auch hilft, ist eine positive Einstellung nach dem

Motto der finnischen Redensart »Kylmä on kaveri«, die sich grob übersetzen lässt mit: »Die Kälte ist deine Freundin«.

Empfehlungen für den Anfang

Für den allerersten Saunabesuch hat Carita einige Tipps und Informationen parat, die für alle in Finnland Aufgewachsenen die reine Selbstverständlichkeit sind.

Damit dir kein kultureller Fauxpas unterläuft und du dich nicht unwillentlich danebenbenimmst, solltest du dich mit den folgenden Grundlagen der Saunaetikette vertraut machen:

- In Finnland sind Saunen Stätten der Begegnung – wie in Deutschland Wirtshäuser und Kneipen.
- In der Sauna sind alle gleich, soziale Unterschiede haben hier keine Geltung. Deshalb sind Gespräche mit Fremden ebenso willkommen wie die Unterhaltung mit Freunden. Vergiss bloß die allerwichtigste Regel nicht, die da lautet: Verhalte dich allen Anwesenden gegenüber respektvoll.
- Der Saunabesuch sollte eine reinigende – man könnte sogar sagen: spirituelle – Erfahrung sein. Dazu gehört auch, dass du dich duschst, bevor du den Schwitzraum betrittst.
- In Finnland und einigen anderen nordischen Ländern wird gewöhnlich nackt und nach Geschlechtern getrennt geschwitzt. In gemischten öffentlichen Saunen dagegen ist oft das Tragen von Badekleidung vorgeschrieben oder wird zumindest empfohlen. Wie es in der Sauna gehandhabt wird,

die du besuchen möchtest, solltest du deshalb vorher in Erfahrung bringen. Ganz unabhängig von der jeweiligen Hausordnung fühlen sich viele Besucher*innen wohler, wenn sie Badekleidung tragen oder in ein großes Handtuch gehüllt sind, und das ist auch völlig in Ordnung so.

- Speisen und Getränke haben in der Sauna nichts zu suchen, genauso wenig wie Handys. Weshalb diese Schwitzräume auch zu den ganz wenigen Orten auf der Erde gehören, an denen du noch echt offline sein kannst.
- Andere anzustarren, gilt als unhöflich.
- Lass dir genügend Zeit. Denn in der Sauna sollst du dich vom Stress befreien, statt dauernd auf die Uhr zu schauen und dich zu hetzen oder das Gefühl zu haben, dass du irgendetwas schnell erreichen müsstest.

Carita gibt Anfängerinnen und Anfängern auch Ratschläge für den Umgang mit der Hitze. Gleich beim Betreten des Schwitzraumes heißt dich die heiße Luft willkommen. Dein Herz wird anfangen, schneller zu schlagen, und die Poren öffnen sich. Such

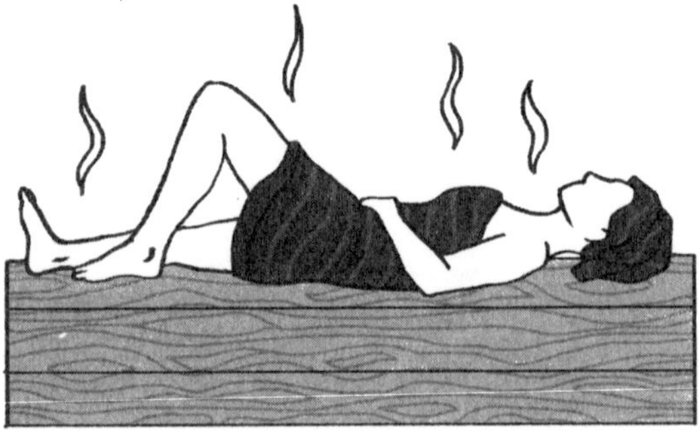

dir ein Plätzchen und entspann dich, während dein Körper zur Ruhe kommt, locker wird und sich an seine neue Umgebung gewöhnt. Setz dich zunächst auf die unterste Bank oder in die Nähe der Tür, weil es weiter oben so heiß sein kann, dass dir schwindlig wird.

»Atme tief ein und aus. Vielleicht möchtest du auch die Augen schließen. Entspann dich und sei ganz im Hier und Jetzt.«

Die verschiedenen Saunatypen

Die Suomen Saunaseura (»Finnische Sauna-Gesellschaft«) erkennt sowohl Holz- und Rauch- als auch elektrisch betriebene Saunen an, wobei die ersten beiden als authentischer gelten.

Hier noch weitere, zumeist nach Standort unterschiedene Saunatypen:

Gartensauna

Insbesondere Familien, die kein Sommerhäuschen besitzen, stellen sich seit einigen Jahren gern eine freistehende Sauna in den Garten. Die ergänzt sich wunderbar mit einem eventuell vorhandenen Wasserbecken oder Pool und dient als Treffpunkt von Saunagemeinschaften, Freunden und Verwandten. In Finnland werden derartige Gartensaunen häufig mit Holz beheizt, sodass es überaus wichtig ist, den genauen Standort sorgfältig zu wählen, sich die entsprechenden Genehmigungen zu besorgen und sicherzustellen, dass die Nachbarn vom Rauch des Saunaofens nicht gestört werden.

Fasssauna

Der Name dieser Sauna bezieht sich auf ihre zylindrische Form, die sie tatsächlich wie ein liegendes großes Fass aussehen lässt. Besonders außerhalb Finnlands erfreuen sich Fasssaunen großer Beliebtheit.

Heimsauna

In fast allen finnischen Gebäuden und Wohnkomplexen befindet sich eine Sauna. Praktisch in jedem Einfamilienhaus gibt es eine, und noch die kleinsten Hütten verfügen in aller Regel über eine elektrisch betriebene Minisauna. In Mehrfamilienhäusern sind gemeinschaftlich genutzte Saunen üblich, die die Mieter nach Bedarf und Voranmeldung besuchen können.

Eissauna (eher selten)

Keine Sauna kann allein aus Eis bestehen. Damit sie funktioniert und ein Mindestmaß an Komfort bietet, sind weitere Baumaterialien erforderlich. Deshalb bestehen Eissaunen zwar überwiegend aus großen Eisblöcken, ihr Gerüst jedoch setzt sich aus Holzbrettern zusammen. Und aus Holz sind der Bequemlichkeit halber in aller Regel auch die Sitzbänke. Mit etwa 65 Grad Celsius ist die Betriebstemperatur geringer als in anderen Saunen, wodurch die Luft mild und feucht wird und das Atmen leichter fällt als in herkömmlichen Saunen. Da Eissaunen nur im Winter gebaut werden können, wenn die Temperatur unter null liegt und keine Schmelzgefahr besteht, stellen sie eine besonders in Lappland verbreitete Eigenart Nordfinnlands dar.

Mobile Sauna

Großer Beliebtheit erfreut sich seit einiger Zeit auch der »Dampf auf Rädern« als Möglichkeit, Kompaktsaunen auf unkomplizierte Weise zu transportieren. Diese können aus ganz unterschiedlichen Materialien bestehen, gern auch aus Holz oder robustem Nylongewebe.

Rauchsauna

Rauchsaunen haben keinen Schornstein, vielmehr erfüllt hier der aus dem Holzofen aufsteigende Rauch den Schwitzraum, erwärmt ihn und entweicht anschließend durch dafür vorgesehene Entlüftungsklappen. Sobald die Ofensteine heiß genug sind, wird das Feuer komplett gelöscht und der Ofen mit Wasser begossen, um den Rauch aus der Sauna zu vertreiben. Dabei verschwindet auch das meiste an Ruß und Feinstaub, was sich auf den Steinen angesammelt hat. Anschließend wird der Schwitzraum gut durchgelüftet und steht dann zum Saunabad bereit. Der *löyly* in Rauchsaunen ist besonders sanft. Viele in Finnland halten daher den Besuch dieses Typs von Dampfbad auch für das ultimativ authentischste Saunaerlebnis.

Die Sauna im Sommerhäuschen

Die Finnen und Finninnen lieben ihre Sommerhäuschen, die sich oft bei einem See, Teich oder am Meeresufer befinden – umgeben von reiner Natur. Schätzungsweise mehr als eine halbe Million gibt es davon, und das Schwitzbad gehört zu den beliebtesten Freizeitaktivitäten dort. Das Aufheizen der Sauna stellt einen entscheidenden Teil des *mökkielämä* (»Hüttenleben«)

dar, ebenso das spätere Bad im kalten Wasser und einfach auf der Terrasse zu sitzen und die Landschaft zu genießen. Viele Sommerhäuschen hat man übrigens inzwischen auch schon winterfest gemacht.

Zeltsauna

Bei dem hochwertigen Zeltstoff, aus dem diese tragbare Sauna besteht, handelt es sich oft um ein komplett wasserdichtes Mischgewebe aus Nylon und Polyester. Als Basis der schnell aufbaubaren Konstruktion dienen Aluminium- oder Karbonfaserstangen. Zeltsaunen werden in verschiedenen Größen angeboten und im Freien aufgebaut.

Saunen in der Stadt

In finnischen Städten gibt es fast in jedem Hotel oder Schwimmbad eine Sauna. Hallenbäder fanden hier in den 1960er-Jahren große Verbreitung; mit ihnen wurde das Ziel verfolgt, mehr Schwimmunterricht erteilen zu können und so die Schwimmkompetenz der Bevölkerung zu erhöhen.

So funktioniert die Sauna

Die Wärme in der Sauna entsteht dadurch, dass man Wasser auf einen Haufen heißer Steine gießt, den *kiuaskivet* (»Saunaofensteinen«), die elektrisch oder auf einem Holzofen erhitzt werden.

Der entstehende Wasserdampf wird *löyly* (»Geist des Lebens«) genannt, und er ist es auch, der die finnische Sauna ausmacht und sie von den meisten anderen Saunakulturen der Welt unterscheidet. Der Wasserdampf befeuchtet die Luft und wirkt sich auch auf die Temperatur aus. Eine Sauna ohne *löyly* ist keine finnische Sauna.

Die Person, die dem *kiuas* (»Ofen«) am nächsten sitzt, ist dafür zuständig, das Wasser mit der *kauha* (»Kelle«) aus dem *kiulu* (»Eimer«) zu schöpfen und auf die Steine zu gießen; oft sagt man auf Finnisch hierzu auch »werfen«. Zum guten Ton gehört es, die anderen im Raum zu fragen, bevor man durch eine weitere Ladung Wasser mehr Dampf und größere Hitze erzeugt.

Am besten setzt man sich erst einmal in Ruhe hin und gewöhnt sich an die Raumtemperatur, die zwischen 65 und 95 Grad Celsius beträgt, wobei viele schon mit 70 Grad vollkommen zufrieden sind.

Wie lange du dich insgesamt in der Sauna aufhalten möchtest, bleibt ganz dir überlassen; allerdings solltest du unbedingt genügend Pausen einlegen. Es geht darum, dass Hitze und Kälte einander wiederholt abwechseln. Üblicherweise sitzt man fünf bis 20 Minuten im Schwitzraum, bevor man ins Freie geht, kalt duscht oder sich kurz in einem natürlichen Gewässer abkühlt.

Wichtig ist auch, dass du in den Pausen immer reichlich Wasser trinkst, um nicht zu dehydrieren, speziell am Anfang, wenn du deinen Flüssigkeitshaushalt noch nicht so gut einschätzen kannst.

Du kannst so oft in die Hitze der Sauna zurückkehren, wie es dir angenehm ist; hör aber unbedingt immer auf den Körper und geh nie über deine Grenzen hinaus. Ein Saunagang ist kein

Härtetest. Vielmehr besteht das Ziel darin, die Bedürfnisse deines Körpers besser wahrzunehmen und ihnen zu entsprechen.

Jenseits der kulturellen und sozialen Aspekte kann dir die Sauna auch klare Vorteile für deine physische und psychische Gesundheit verschaffen. Dazu zählen unter anderem: Entgiftung, reinere Haut, Anregung von Immunsystem und Kreislauf, muskuläre Entspannung sowie Stressabbau.

***

Nach der Sauna betont Carita noch einmal die Bedeutung der Pausen.

»Wenn du wieder angezogen bist, kannst du mit deinen Leuten gleich noch was trinken und eine Kleinigkeit essen gehen, um deinen Flüssigkeitshaushalt auszugleichen und das ausgeschwitzte Salz zu ersetzen. Das Wichtigste aber ist«, sagt sie weiter, »dass du dir genügend Zeit nimmst, um in aller Ruhe das herrliche Gefühl nach der Sauna auszukosten.«

Nach unserer ersten heiß-kalten Begegnung bleiben Carita und ich noch etwas im Kuuma und gehen in die Bar, um etwas zu

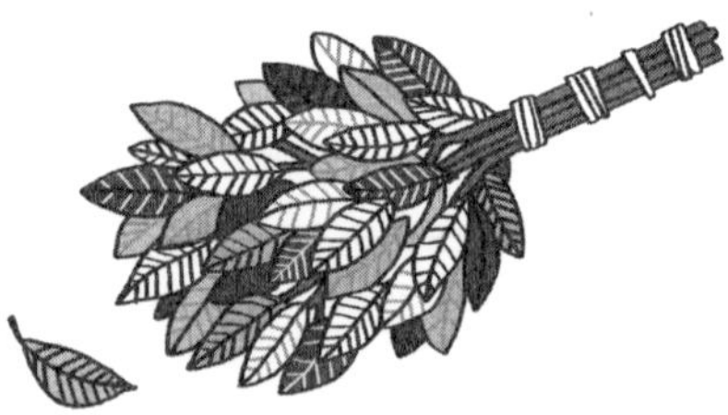

trinken und das spätnachmittägliche Sonnenlicht zu genießen, das durch die raumhohe Fensterfront fällt. Wir bestellen beide ein Mineralwasser mit Sprudel, das die Finn*innen besonders lieben. Pro Saunabesuch werden zur Rehydrierung ein halber bis ein Liter Wasser empfohlen.[2]

Als wir da so sitzen, rundum zufrieden, fällt uns auf, wie passend es ist, dass sich das Kuuma ganz in der Nähe des Marktplatzes befindet, wo die Händler schon seit mehr als einem Jahrhundert ihre Waren feilbieten. Die nahegelegenen Wasserwege boten ideale Voraussetzungen für den Handel mit der Außenwelt.

Aber auch heute noch trägt das Wasser enorm zum internationalen Renommee der Stadt bei, im Grunde sogar zum Image ganz Finnlands, das schließlich als Land der Seen bekannt ist – davon gibt es hier immerhin 188 000. Das reine, klare Wasser ist auch der Hauptbestandteil der finnischen Kontrasttherapie und mit ein Grund dafür, dass das Land seit 2018 bereits zum siebten Mal hintereinander zum glücklichsten der Welt gekürt wurde.

Weil sich Glück ja schwer quantifizieren lässt, mag diese Bewertung nicht alle überzeugen, aber der *World Happiness Report* der UN beruht auf vielen für die Lebensqualität maßgeblichen Faktoren. Einbezogen werden dabei unter anderem Bruttoinlandsprodukt pro Kopf der Bevölkerung, soziale Unterstützung, Lebenserwartung bei guter Gesundheit, Freiheit und Spendenfreudigkeit.

Wenn Carita und ich uns nun anschicken, dich in die Welt der Kontrasttherapie einzuführen und dir die Wirkung von Heiß und Kalt aufzuzeigen, ist uns vor allem daran gelegen, dir die ebenso einfache wie vernünftige finnische Methode zur Verbesserung des Wohlbefindens nahezubringen – ergänzt um wissenschaftliche Erkenntnisse, Fakten und Gespräche mit Expertinnen und Experten. Denn wir sind der festen Überzeugung, dass die Kombination von Saunawärme und erfrischend kaltem Wasser eine simple und zugleich geniale Form der Selbstfürsorge darstellt, die uns Menschen hilft, mit den Herausforderungen des modernen Lebens klarzukommen und sowohl mentaler als auch körperlicher Erschöpfung entgegenzuwirken.

Darüber hinaus bietet die finnische Spielart der Kontrasttherapie Geselligkeit in einer Zeit, in der sich viele isoliert und abgehängt fühlen. Und was noch hinzukommt: Sie verbindet uns, die wir so viele Stunden in der digitalen Welt verbringen, auch wieder mit der Natur.

Im Folgenden möchten wir dich an unserem Insiderwissen über Finnland teilhaben lassen und dich in die Geheimnisse des nordischen Lebensstils einweihen, der sich natürlich auch fast überall sonst auf der Welt praktizieren lässt.

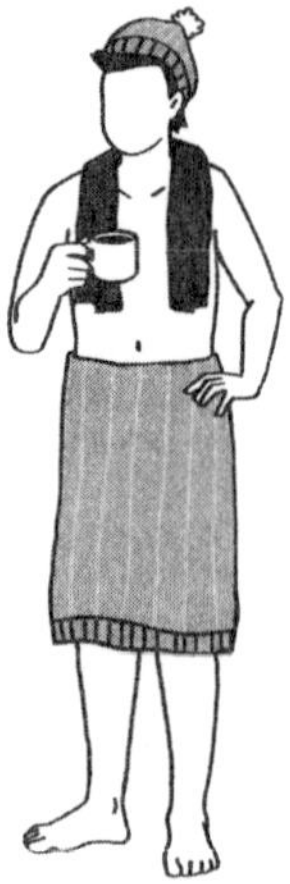

Kapitel 1

Die Basis: Dampf fürs Leben

Mit dem massiven Saunaboom auf der ganzen Welt hat auch das Interesse an den Ursprüngen des authentischen finnischen Dampfbades enorm zugenommen.

Zugegeben, manche trendigen Varianten all dessen, was sich Sauna nennt, haben schon fast etwas von kultureller Aneignung. Insgesamt aber liegen dem weltweiten Saunamarkt doch beste Absichten zugrunde; er ist heute einfach fester Bestandteil des Megatrends Wellness, der bislang noch keinerlei Anzeichen einer möglichen Abschwächung erkennen lässt.

Das internationale Interesse an der Saunakultur ist auch Ausdruck des Reizes, den der einfache, naturnahe nordische Lebensstil auf die Menschen ausübt, ganz unabhängig von Alter, Geschlecht, Fitnesslevel, persönlichem Hintergrund, Religionszugehörigkeit oder sozioökonomischem Status.

Die Sauna bietet uns die dringend benötigte Auszeit von der Hektik des Alltags und fördert unsere Regenerationsfähigkeit, weil sie mit gesundheitlichen Vorteilen einhergeht wie der Anregung des Blutkreislaufs und einer Beschleunigung der Herzfrequenz. Außerdem kann sie zu besserem Schlaf verhelfen. Und obwohl die Hitze vorübergehend eine moderate Stressbelastung erzeugt, sorgt das Saunabaden insgesamt doch für ein Gefühl der Ruhe und Entspannung, das sich anderweitig heutzutage nur noch selten einstellt.

Die Heilkraft der Hitze

Schon in der Steinzeit, also vor Zehntausenden von Jahren, war die positive Wirkung von Wärme auf Gesundheit und Wohlbefinden bekannt, sodass in den verschiedenen Kulturen im Laufe der Zeit unterschiedliche Formen öffentlicher Bäder entstanden sind. Ob heiße Quellen oder Badestuben, Dampfräume oder Saunen: Die vielfältigen Varianten der Wärmetherapie verfolgen mehr oder weniger dieselben Ziele, nämlich Reinigung und Entspannung an einem Ort der Zusammenkunft.

So sehr sich türkische Hammams, koreanische Jjimjilbangs, russische Banjas, japanische Onsen und die Schwitzhütten der Ureinwohner Nordamerikas im Einzelnen auch unterscheiden mögen, haben doch in allen diesen Einrichtungen immer Hitze und Wasser die Schlüsselrolle inne.[3]

In jüngerer Zeit sind in vielen Teilen der Welt – unter anderem in Großbritannien, Deutschland, Japan und Nordamerika – neue Gemeinden treuer Saunagänger entstanden, inklusive zahlreicher prominenter Fans.

Als sich der Ex-Fußballer David Beckham vor einigen Jahren entschloss, eine authentische Sauna eines estnischen Herstellers auf dem Familiengrundstück in den britischen Cotswolds zu errichten, sorgte er damit überall auf der Welt für Schlagzeilen. Und als vor Kurzem ein bekannter britisch-amerikanischer Influencer ein Bild von sich in der Sauna postete, haben sich in den Social Media viele über ihn lustig gemacht, weil er die Temperatur, wie das Thermometer im Hintergrund zeigte, eher auf lauwarm als heiß eingestellt hatte und zu allem Überfluss auch noch auf der untersten Bank saß, die normalerweise für Kinder reserviert ist. Manche legten ihm sogar einen Akt der kulturellen Aneignung zur Last.

Inzwischen haben sich schon zahlreiche Weltstars wie zum Beispiel Lady Gaga, Jennifer Aniston und Gwyneth Paltrow lobend über die Wirkungen ihrer Infrarot-»Saunen« geäußert, die offenbar fester Bestandteil ihrer Beauty- und Wellnessroutine sind. Wir bewundern starke Frauen und wissen auch ihre Maßnahmen der Selbstfürsorge wirklich zu schätzen. Eine Sauna ohne *löyly* (»Dampf«) ist aber keine authentische finnische Sauna. Denn für Fans der echten finnischen Sauna ist die Infrarot-Variante in etwa so, als würden sie sich statt in die Hitze des Wasserdampfes höchstens in eine geheizte Stube setzen.

Sowohl Carita als auch ich waren im Ausland schon oft in sogenannten finnischen Saunen – und fanden uns stattdessen in einer lauwarmen, von einem Elektrogerät erwärmten Kabine wieder. Trotz alledem: Überall dort, wo der Einsatz von glühend heißen Steinen und Wasser zur Erzeugung des typischen Dampfes aus Gründen der Sicherheit oder möglicher juristischer Bedenken verboten ist, oft aus Unkenntnis über die Eigenschaften der echten Sauna, stellen solche Infrarot-Saunen immerhin eine Alternative dar.

Die Hauptbestandteile

Für das komplette Saunaerlebnis braucht es mehr als nur den passenden Ort, nämlich auch die richtige Atmosphäre, und für die sorgen Feuer, Wasser und Natur.

In der finnischen Sauna gibt es Holzbänke, Steine liegen auf einem heißen Ofen, und das Wasser zum Darüberschöpfen steht in einem Eimer bereit. Wenn es sich um einen Holzofen handelt und nicht um einen elektrisch betriebenen, ist auch noch das Feuer mit im Spiel.

Holz

In finnischen Saunen und Badestuben ist Holz das beherrschende Element. Da sie Orte der Entspannung sein sollen, sind Wände, Decke und Sitzbänke meist eher einfach gestaltet. Wer den Bau seiner Sauna selbst plant, widmet der Wahl der Materialien besondere Sorgfalt. Fürs Gerüst werden häufig Weichhölzer verwendet, weil sie besonders feuchtigkeitsbeständig sind. Harthölzer wie Erle oder Espe dagegen eignen sich aufgrund ihrer trockenen Porosität hervorragend für Bänke und Wandverkleidung.

Die entspannende Wirkung der Sauna kannst du noch erhöhen, indem du dich auf die Bank legst.

Steine

Die Steine, die in finnischen Saunen auf dem Ofen liegen, sollten alle aus demselben Material bestehen und in etwa gleich groß sein. In Finnland gibt es einige Steinbrüche, die genau die für Saunaöfen geeigneten Steine abbauen. Verwendet man jedoch solche, die der Hitze nicht standzuhalten vermögen, können sie schlimmstenfalls sogar den Ofen beschädigen.

Damit sie einen angenehmen *löyly* erzeugen können, müssen sich die Steine in einem guten Zustand befinden. Deshalb ist es wichtig, sie gut zu pflegen und gegebenenfalls auszutauschen. Solltest du eine eigene Sauna besitzen und sie mehrmals in der Woche besuchen, ist es angebracht, die Steine jedes Jahr auszuwechseln. Auch musst du gut darauf achten, dass die Steine korrekt auf dem Ofen platziert sind, damit dieser optimal mit Luft versorgt wird und die Zirkulation stimmt.

Feuer

Echtes Feuer verleiht der Sauna die richtige Atmosphäre und gehört im Grunde auch einfach mit dazu. Natürlich kann man den Kamin in einem Nebenraum der Schwitzstube anzünden oder auch bloß Kerzen, das Tüpfelchen auf dem i des Saunaerlebnisses jedoch ist das Feuer im Holzofen. Der gemütliche, allmähliche Prozess des Aufheizens einer Holzofen-Sauna ist etwas sehr Besonderes und versetzt dich in eine ganz eigene Welt.

Wasser

Ohne Dampf ist eine finnische Sauna undenkbar; deshalb ist Wasser an diesem Ort unverzichtbar. Füll einen hübschen Saunaeimer mit lauwarmem Wasser, damit du jederzeit eine Kelle davon auf die heißen Steine kippen kannst, wenn dir danach ist.

Auch zur Rehydrierung ist Wasser unverzichtbar. In der Sauna schwitzen wir annähernd einen halben Liter Flüssigkeit aus. Deshalb ist es wichtig, dass du sowohl vor als auch nach jedem Saunagang genügend Wasser zu dir nimmst. Vielleicht magst du es dir mit einigen Wildkräutern aromatisieren.

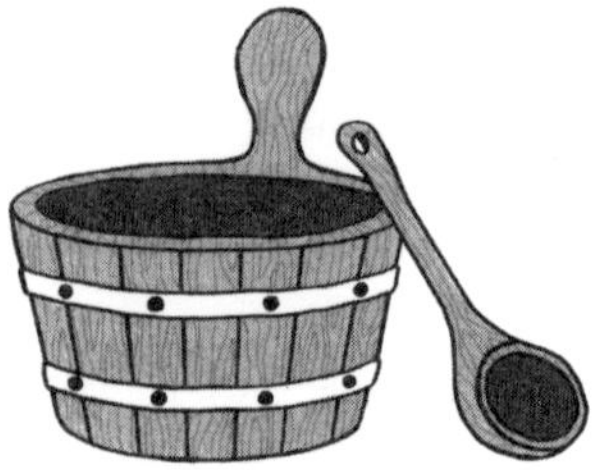

Was beim Saunabad im Körper geschieht

- Der Blutkreislauf wird angeregt und die Herzfrequenz steigt.
- Die Hitze stimuliert die Nervenenden in der Haut und sorgt dafür, dass sie Botschaften schneller ans Gehirn weiterleiten.

- ❄ Die Wärmeregulierung im Hirn gibt Rückmeldung an die Haut.
- ❄ Die kleinen Blutgefäße in der Haut dehnen sich aus; dadurch intensiviert sich die Durchblutung und die Haut wird rosig.
- ❄ Die Temperatur des Blutes steigt, wodurch sich auch die inneren Organe erwärmen.
- ❄ Um einer Überhitzung entgegenzuwirken, fängt der Körper an zu schwitzen. Die intensivere Durchblutung der Hautoberfläche stellt einen Verteidigungsmechanismus dar, der zur Stabilisierung der Temperatur beiträgt.
- ❄ In den Drüsen der Haut entsteht Schweiß, tritt aus dem Körper aus und verdunstet an dessen Oberfläche.
- ❄ Die Hauttemperatur sinkt.
- ❄ Durch den Blutkreislauf wird die Wärme gleichmäßig überall im Körper verteilt und eine Überhitzung des Gehirns sowie der inneren Organe verhindert.
- ❄ Nach dem Saunabesuch entspannen sich die Blutgefäße und der Blutdruck sinkt. Dieser Effekt hält mehrere Stunden lang an.
- ❄ Während sich das autonome Nervensystem stabilisiert und die Produktion heilsamen Serotonins steigt, nimmt der Stress ab und die Stimmung verbessert sich.

Quelle: *Soul of the Sauna* von Carita Harju

Temperatur

Das Thermometer, das die Temperatur in der Sauna anzeigt, sollte etwa einen Meter höher als die oberste Bank an einer Wand hängen, auf keinen Fall aber an der Wand, vor der sich der Ofen befindet, denn das würde das Ergebnis verzerren. So etwas wie eine richtige Temperatur gibt es in der Sauna nicht, wie heiß man es haben möchte, ist eine individuelle Entscheidung. Durchschnittlich jedoch liegt die Temperatur in einer finnischen Sauna bei 65 bis 95 Grad Celsius.

Auf dem internationalen Markt besteht eine der größten Herausforderungen in Sachen Sauna im Kampf gegen den Irrglauben, dass finnische Saunen heiß und trocken seien. Zu diesem Missverständnis ist es gekommen, weil es außerhalb Finnlands vielfach verboten ist, Wasser auf den Ofen zu gießen, da es als gefährlich gilt und angeblich sogar den Ofen beschädigen könne. Doch wie wir in diesem Buch nicht müde werden zu betonen, erzeugt gerade der Kontakt des Wassers mit den heißen Steinen ebenjenen *löyly*, den für die finnische Sauna charakteristischen Wasserdampf. Ohne den würde man einfach nur in einer gut geheizten Kammer sitzen.

Kühl: 40 bis 60 Grad Celsius

Generell ist diese Temperatur viel zu niedrig für ein richtiges Saunabad. Für Kinder und Unerfahrene kann sie jedoch durchaus richtig sein. Auch Sauna-Yoga und -Stretching können bei kühlen 50 Grad Celsius praktiziert werden.

Mittlere Temperatur: 60 bis 80 Grad Celsius

Dieser Temperaturbereich ist genau richtig für ein Saunabad. Sobald das Wasser auf die heißen Steine trifft, erhöht der entstehende Dampf den Feuchtigkeitsgehalt der Luft und erwärmt sie noch ein wenig mehr, sodass der Aufenthalt in der Sauna noch etwas angenehmer wird. Der sanft-feuchte Wasserdampf optimiert auch die gesundheitsfördernde Wirkung des Saunabesuchs auf Körper und Geist. Am wohltuendsten ist es, wenn die Temperatur die ganze Zeit über ungefähr gleich bleibt.

Heiß: 80 bis 100 Grad Celsius

Diese Temperaturen werden im Allgemeinen als heiß und trocken empfunden. Vielen beginnt nun das Atmen schwerzufallen und sie fühlen sich nicht mehr ganz so wohl. Sobald das Wasser auf den Saunaofen trifft, erzeugt der entstehende Wasserdampf plötzlich ein unangenehmes Aufflammen von Hitzegefühlen. Eventuell bekommt man in dem Moment das Gefühl eines Sauerstoffmangels. Das hängt auch vom Luftstrom in der Sauna ab, der natürlich stets ausreichend sein muss.[4]

Schauen wir nun einmal, wie es international rund um die Sauna bestellt ist.

Ein neuer Gemeinschaftsgeist in London

In Großbritannien haben zwei Organisationen viel für die Verbreitung des Konzepts der finnischen Sauna getan, nämlich die in vielen Teilen der Welt aktive Diplomatic Sauna Society und die 2014 von skandinavischen und baltischen Expats gegründete British Sauna Society.

2017 wurde im Rahmen des Nordic-Matters-Festivals im Londoner Southbank Center an der Themse eine provisorische Rooftop-Sauna angeboten. Sie erwies sich als so erfolgreich, dass sie über Wochen durchgehend ausgebucht war. Das trug viel dazu bei, einen größeren Personenkreis mit der finnischen Sauna bekannt zu machen.

Mittlerweile hat in vielen Teilen des Vereinigten Königreichs eine neue Generation von sogenannten Saunapreneuren am Strand, bei Seen und anderen passenden Standorten Hütten- oder auch mobile Saunen eröffnet. Damit verlässt der neue Trend die tendenziell eher exklusiven und teuren Innenräume wie Fitnesscenter, Hotels und dergleichen, um die Natur zu erobern.

Ende 2021 öffneten im Londoner Hackney Wick die kommunalen Community Sauna Baths ihre Pforten zum echten Erlebnis mit Holzöfen und Fässern zum Kaltbaden. Etwa anderthalb Jahre später taten sie sich mit dem Saunaverse zum ersten Saunafestival Großbritanniens zusammen. Dessen Mission bestand unter anderem darin, den Irrglauben zu entkräften, dem außerhalb Finnlands immer noch viele anhängen und gemäß dem die Sauna gerne mit Sex in Verbindung gebracht wird. In Wirklichkeit bieten Saunen jedoch den perfekten Schauplatz für nichtsexuelle zwischenmenschliche Begegnungen in einer Zeit, in der die Einsamkeit weltweit auf dem Vormarsch ist. Und das Festival war so erfolgreich, dass es 2024 wiederholt wurde.[5]

»Einer der wichtigsten Gründe für das wachsende Interesse an der Sauna ist das Gemeinschaftsgefühl, das dabei entsteht«, erklärt die britische Journalistin und Autorin von *Sauna: The Power of Deep Heat* Emma O'Kelly. »Denn wo sonst sind denn noch die Menschen alle so gleich willkommen wie in der Sauna? Der Saunaboom in Großbritannien war eine direkte Folge des Kaltschwimmhypes während des Corona-Lockdowns, als die ganzen Fitnesscenter und Sportstätten zu hatten. Dabei ging es vor allem darum, sich nach dem Schwimmen im Freien wieder aufzuwärmen«, ergänzt O'Kelly, die in London lebt und sowohl passionierte Kaltwasserschwimmerin als auch Saunafan ist.

Diese neue Beliebtheit der Sauna hat zu einigen Kooperationen großer Firmen geführt, zum Beispiel zwischen der finnischen Mode- und Designmarke Marimekko und dem schwedischen Einrichtungshaus IKEA. Deren gemeinsame Textil- und Accessoire-Kollektion heißt Bastua, was sich vom schwedischen *bastu* (»Sauna«) herleitet. Diese hat der alten Tradition des Saunabadens zu neuer, auch kommerziell profitabler Sichtbarkeit im Mainstream verholfen.

Ganz groß in Japan

Mit seinen *Onsen,* von heißen Quellen gespeisten Thermalbädern, verfügt Japan über eine ganz eigene Badetradition, die bis ins sechste Jahrhundert zurückgeht. Ungeachtet dessen hat sich auch dort die Sauna längst etabliert mit geschätzten 25 Millionen Saunafans, die sogar eine eigene Terminologie entwickelt haben. So werden regelmäßige Besucher*innen des Dampfbades in Japan liebevoll *saunners* genannt. Und der Begriff *totonou* bezeichnet das Gefühl, das sich als Folge des Wechsels von Hitze und Kälte nach dem Besuch der Sauna einstellt.

Der japanischen Sauna Spa Association zufolge begannen sich die Saunen nach den Olympischen Spielen 1964 in Tokio durchzusetzen, da die finnischen Sportler und Sportlerinnen sie damals nutzten. Seit der Saunameister und Unternehmer Katsuki Tanaka 2016 einen Manga mit dem Titel *Sado* (»Der Weg der Sauna«) herausbrachte, hat die Beliebtheit des finnischen Dampfbades noch einmal enorm zugenommen.[6]

Auf der Website *Sauna Ikitai* (»Ich möchte in die Sauna«) werden Rezensionen, Preise und andere wichtige Infos über Saunen in ganz Japan veröffentlicht. Die Texte stammen von registrierten Nutzern der Seite. Auf der 2023 von Sauna Ikitai lancierten App sind mehr als 11 000 Saunen gelistet – ein echter Hit für alle japanischen Saunafans, die sich beruflich oder im Urlaub außerhalb ihrer Heimatregion aufhalten.

Pop-up-Saunen und Saunafestivals ziehen zahllose Interessenten an und erfreuen sich so großer Popularität, dass die Tickets stets im Nu ausverkauft sind.

Im Unterschied zu anderen Ländern kann man in japanischen Saunen sogar fernsehen. Ja, richtig gelesen: Dort hängen tatsächlich TV-Bildschirme in den Schwitzräumen.

Auch mobile Saunen sind in Japan sehr beliebt. Kein Wunder, sie lassen sich schließlich ganz einfach in den Wald oder an einen See transportieren und entsprechen damit der für Japaner so charakteristischen Liebe und Achtung gegenüber der Natur.

Früher war der typische *saunner* ein älterer Mann. In den letzten Jahren hat jedoch in den Großstädten, vor allem in Tokio, eine neue Generation junger Leute die Kultur des Dampfbadens für sich entdeckt und sogar spezielle Produktlinien dafür herausgebracht, zum Beispiel Sauna-Streetwear-Kollektionen.

2023 haben sich die Saunafans Motoki Takahashi und Masakatsu Watanabe in ihren Daihatsu-Minivan eine Sauna eingebaut. Und dann fuhren sie die achttausend Kilometer über Land und Wasser nach Finnland, um ihre Liebe zum Dampfbad mit all den Menschen zu teilen, denen sie auf ihrem Weg begegneten.

Carita und ich waren von diesem Projekt beide so begeistert, dass wir beschlossen, uns mit den jungen Männern zu verabreden. Carita traf sich mit den beiden auf einem Saunafestival in Jyväskylä, während ich nur zur öffentlichen Helsinkier Sompasauna radelte, um sie und ihren Sauna-Wagen kennenzulernen, in dessen Inneren es genauso aussah wie in der typischen finnischen Dampfsauna.

Rituale in Deutschland

Auf Menschen, die mit der finnischen Sauna aufgewachsen sind, kann das in Deutschland so beliebte Aufgussritual ungewohnt wirken. Uns Finnen erinnert das mehr an Performance-Kunst und Theater – denken wir nur an das Handtuchwedeln, das wir in Finnland nicht kennen. Aber um die Wahrheit zu sagen: Die meisten Finn*innen beginnen schon bei der bloßen Erwähnung dieser Zeremonie zu kichern.

Das Ritual um den Aufguss ist im deutschsprachigen Sauna-Kontext eine Kombination aus Hitze, Klang und Duft mit dem Zweck, ein multisensorisches Erlebnis zu erzeugen, das die Teilnehmenden in einen entspannten, meditativen Zustand versetzen soll. Mitunter steht dieses Zeremoniell unter der Leitung einer Saunameisterin oder eines Saunameisters, die mit einem Handtuch oder großen Fächer kreisförmige Bewegungen ausführen, um den Luftstrom zu verstärken und zu reinigen. Das auf die Saunasteine gegossene Wasser ist oft mit ätherischen Ölen aromatisiert, und manch ein Gast stellt sich einen Timer, nach dessen Ablauf er den Saunaraum verlässt.

Die Saunameister*innen legen den Zeitplan für den Aufguss und damit verbundene Zeremonien fest, die zehn bis fünfzehn Minuten dauern können, und wählt die Öle aus, die dabei zum Einsatz kommen.

In der heutigen finnischen Sauna hingegen führt das reine, saubere Wasser die Regie, und alle Besucher*innen bleiben genau so lange, wie sie sich im Dampf wohlfühlen – ganz ohne Zeitvorgabe.

Viele Deutsche allerdings scheinen diese Rituale zu mögen und erfreuen sich mit geschätzten 30 Millionen aktiven Saunabesuchern einer ausgesprochen lebendigen Schwitz-Kultur.

Bei der Aufguss-WM werden in Einzel- und Teamwettbewerben alljährlich die besten Saunameister*innen gekürt. Die Gewinner zeichnen sich durch die besondere Kreativität ihres Auftritts aus; bei ihren raffinierten Präsentationen sind bisweilen Musik und sogar Kostüme involviert. In Deutschland lässt sich der Beruf des Saunameisters in einer dreimonatigen Fortbildung erlernen, die auch bei der jüngeren Generation Anklang findet.

Mit der authentischen finnischen Sauna habe die Variante mit den Aufgussritualen nur sehr wenig zu tun, erklärt der aus Deutschland stammende Saunaexperte und Künstler Alexander Markus Lembke, der in der Rajaportti-Sauna in Tampere arbeitet, einer der ältesten öffentlichen Saunen Finnlands.

»Bei manchen Saunen mit den in Deutschland üblichen Aufgüssen geht es eher um ein Geschäftsmodell, mit dem man an den Wellness-Boom andockt und versucht, Kunden anzuziehen«, sagt Lembke.

Während in Finnland die Sauna tief in Kultur und Geschichte des Landes verankert sei, so Lembke weiter, könne davon in Deutschland nicht die Rede sein. Zwar habe es offenbar im Mittelalter dort so etwas wie Saunen oder Badehäuser in den Bordellen gegeben, die seien aber inzwischen größtenteils verschwunden.

»In Deutschland gibt es zwar mehr als 10 000 öffentliche Saunen«, erklärt Lembke, »aber bereits die Grundlagen des Berufs eines Saunameisters stehen im Widerspruch zu Geist und Seele der finnischen Sauna. Da muss man Kurse besuchen und sich an detaillierte Vorschriften halten, wie der *löyly* zu werfen ist. Dabei werden weder Größe und Schnitt der Sauna berücksichtigt noch der jeweilige Luftstrom.«

Lembke gehört dem Team an, das sich um den Erhalt der Rajaportti-Sauna kümmert und auch alljährlich die großen Steine austauscht. Davon abgesehen, befindet sich diese historische Sauna noch mehr oder weniger in ihrem Originalzustand. Der große Ofen besteht wahrscheinlich seit dem Jahr 1906.

»In den authentischen finnischen Saunen ist es ganz entscheidend, dass jede Besucherin und jeder Besucher das Recht hat, *löyly* zu werfen. In manchen deutschen Saunen dagegen ist der Aufguss ausschließlich Saunameister*innen vorbehalten. Und der macht nach einem festen Zeitplan von diesem Recht Gebrauch. Der authentischen finnischen Saunatradition jedenfalls ist jede Form von Timing zutiefst wesensfremd«, erklärt Lembke. »Bei diesen Aufgussregeln handelt es sich im Wesentlichen um Kontrollmechanismen, die den Zweck verfolgen, das Verhalten der Kunden – und damit auch das gesamte Saunaerlebnis – zu steuern und zu standardisieren.«

Weiter sagt er: »In Deutschland ist mit der Sauna wenig Spirituelles oder Sakrales verbunden. In Finnland dagegen ist das Heilige ganz zentral.« Für eines seiner kreativen Projekte sammelt er die Geschichten von Finn*innen, die in der Sauna auf die Welt gekommen sind. Heutzutage sind Saunageburten jedoch nur noch selten.

***

Nun ist das Aufgussritual mittlerweile ein höchst interessantes Konzept, das internationales Interesse bei Saunabegeisterten weckt, die diese einzigartige deutsche Tradition verstehen wollen. Gleichzeitig scheinen sich viele Deutsche aufgrund persönlicher Erfahrungen von der finnischen Art des Saunierens angezogen zu fühlen – vor allem von der Freiheit und Ruhe, die sie bietet. Die finnische Sauna lädt zum persönlichen Nachdenken und zur Ruhe ein – etwas, das bei mehr und mehr deutschen Saunagänger*innen Anklang findet. Dieser Trend zeigt sich auch darin, dass sich immer mehr Deutsche eine eigene Gartensauna bauen und individuelle Saunagänge zur stillen Entspannung suchen.

Es ist faszinierend zu beobachten, wie sich die Saunatraditionen auf der ganzen Welt weiterentwickeln, wobei jede Kultur ihren eigenen, unverwechselbaren Stil prägt. Was diese verschiedenen Ausdrucksformen verbindet, ist die gemeinsame Wert-

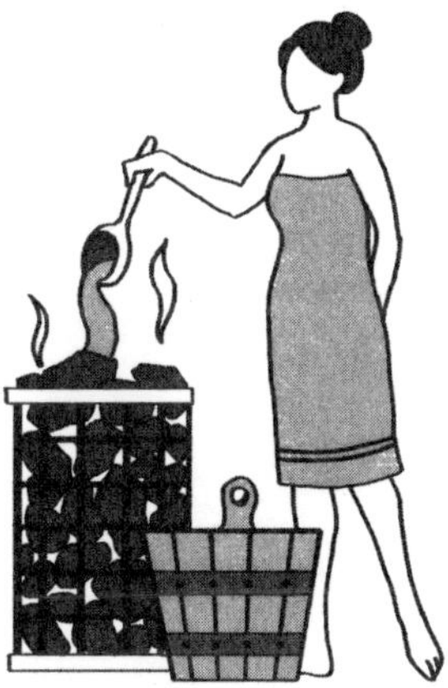

schätzung der Sauna als Ort des Wohlbefindens. Ob es sich um die strukturierte, multisensorische Erfahrung eines Aufgusses oder die ruhige, unstrukturierte Stille einer finnischen Sauna handelt, beide Ansätze bereichern die globale Saunakultur auf sinnvolle und ergänzende Weise.

Schwitzen in Nordamerika

In Kanada und den Vereinigten Staaten sind Saunen zumeist fester Bestandteil von exklusiven und oft kostspieligen Wellness-, Spa- oder Fitnessanlagen.

Neu im Trend sind seit Kurzem mobile und Heim-Saunen, und zu den teuren Angeboten gesellt sich zusehends eine preisgünstigere und leichter zugängliche kommunale Saunakultur.

Aber auch die authentische finnische Sauna kann in Nordamerika auf eine lange Tradition zurückblicken. Denn die vielen Einwanderer, die Ende des 19. und Anfang des 20. Jahrhunderts aus Finnland ankamen, haben ihre Kultur mitgebracht. Heute gibt es einen richtiggehenden Saunagürtel; er erstreckt sich im Wesentlichen um den Westteil des Oberen Sees vom kanadischen Thunder Bay über Duluth bis zur Oberen Halbinsel Michigans, speziell der Keweenaw Peninsula. Insgesamt nimmt er ein Gebiet von mehr als 205 000 Quadratmetern ein.

Der in Duluth ansässige Saunapreneur Justin Juntunen wuchs in Minnesota als Sohn einer finnischen Familie auf, die sich, wenn sie nicht gerade am Esstisch saß, in der Sauna traf. Seine Firma Cedar and Stone Nordic Sauna entwirft, baut und verkauft Saunen im finnischen Stil. Neulich hat er eine Sauna auf einem renovierten Kahn eröffnet, im Hafen von Duluth auf dem Oberen See.

Finanzchefin von Nordic Sauna in Kalifornien an der Westküste ist Ali Temme. Ihr Großvater hat das auch heute noch im Familienbesitz befindliche Unternehmen 1963 gegründet, und ihre Großmutter hat es entscheidend mitgeprägt. Temme gehört zum kleinen Kreis junger Frauen, die heute im zumeist männlich dominierten Saunageschäft Nordamerikas eine Führungsrolle innehaben. Wie sie sagt, muss sie oft dreimal so viel leisten wie ihre Kollegen – nicht nur ihres Geschlechts, sondern auch ihres Alters wegen.

»Ich hoffe, die Firma eines Tages übernehmen, die Familientradition weiterführen und ein Vorbild für Frauen werden zu können«, sagt Temme, die in der Sauna und im Spa-Business aufgewachsen ist. »Bei jedem Saunabesuch weiß ich, dass es mir hinterher besser geht. Anderen helfen zu können, ein gesünderes Leben zu führen und sich so gut wie nur möglich zu fühlen, war schon immer eine Leidenschaft von mir. Und ich bin überglücklich, dass ich sie zu meinem Beruf machen konnte.«

***

Jenseits der Grenze, in Oro-Medonte, Ontario, befindet sich das Vettä Nordic Spa, eine der jüngsten Neueröffnungen der Saunaszene. Das exklusive Vettä (finnisch »Wasser«) erinnert an ein skandinavisches Dorf mitten in der Natur und bietet den gesamten Zyklus der finnischen Saunakultur an: Hitze, Kälte, Entspannung und wieder von vorn, in Gesellschaft oder allein. Eine der holzbeheizten Saunen heißt *Sisu*, was der finnische Sammelbegriff für Stärke, Courage und Widerstandskraft ist.

Der Gründer von Vettä Nordic Spa, der Bergwerksingenieur Eric Harkonen, ist mit der Überzeugung seiner finnischen Eltern aufgewachsen, dass Saunabesuche einen ebenso selbstverständlichen Bestandteil der Selbstfürsorge darstellen wie etwa das Zähneputzen. Entsprechend geht es dem familiengeführten Unternehmen vorrangig darum, seinen Gästen eine wohltuende Pause von den Belastungen und Anforderungen des Alltags zu bieten.

»So geschäftig, laut und schnell, wie die Welt heutzutage ist«, sagt Harkonen, »wollen wir den Menschen die Gelegenheit geben, das Telefon, ja, alle elektronischen Geräte auszuschalten und vollkommen ungestört im Moment sein zu können.«

***

Carita und ich stehen ständig in Kontakt miteinander, wo immer auf der Welt wir uns auch gerade aufhalten mögen.

Wir beide gehen da, wo wir zu Hause sind, gern täglich im Wald oder am Strand spazieren. Das sind unsere Pausen vom Stress der Arbeit und des Alltags, in denen wir frische Luft und etwas Bewegung bekommen und ganz nebenbei eine kleine Naturtherapie.

Carita und ich diskutieren eigentlich über alles, über den Umgang mit schwierigen Menschen oder auch über das Anheizen einer Sauna. Das hat mich dazu gebracht, bei den Saunen, die ich besuche, genauer auf die Feinheiten zu achten.

Während eines Besuchs bei meiner Familie in Vancouver, wo ich aufgewachsen bin, erzählt mir Anna-Maija, eine gute Freundin, von einem Wegbereiter der entstehenden Saunaszene. Unternehmer Valtteri Rantala bietet als »The Sauna Dude« seinen Kunden mobile und absolut authentische Saunaerfahrungen in von ihm selbst gebauten holzbetriebenen Saunen auf Rädern an, die er an die Strände von Vancouver transportiert. Glücklicherweise verlangt er nicht viel Geld dafür, sodass die heiß-kalten Abenteuer allen Interessierten zugänglich sind – was ganz den Ursprüngen dieser finnischen Kultur entspricht.[7]

Anna-Maija, die ebenfalls finnischer Abstammung ist, und Gerard, ihr Ehemann, laden meinen Sohn und mich in ihr Ferienhaus am Indian Arm ein, einem Fjord, der von den dort ansässigen Stämmen der First Nations *səl̓ilw̓ət* genannt wird. Und bei unserer Ankunft finden wir dort zu unserem großen Entzücken eine authentische finnische Sauna vor. Die hübsche Holzsauna liegt direkt neben der bescheidenen Hütte im Wald und verfügt über einen original Harvia-Saunaofen mit Steinen aus Finnland. Nachdem mein Sohn Gerard mit Freuden bei der wichtigen Aufgabe des Aufheizens unterstützt hat, legen wir alle unsere Badekleidung an.

Unsere entspannenden *Löyly*-Sessions ergänzen wir durch kurze Bäder im eiskalten Salzwasser des Fjords. Anschließend lassen wir uns auf der Veranda köstlich frischen Lachs vom Grill schmecken und beobachten, wie die Sonne hinter den North Shore Mountains untergeht.

Nordisch in Hollywood

Bei einigen ihrer Projekte hat Carita mit dem Hollywood-Schauspieler Jasper Pääkkönen zusammengearbeitet, einem der wichtigsten Botschafter der finnischen Sauna im Ausland.

International am bekanntesten ist der Umweltschützer und Saunapreneur Pääkkönen wohl für seine Rollen in Spike Lees oscar-prämierten Film *BlacKkKlansman* (2018) und der erfolgreichen Fernsehserie *Vikings* (2013–20). Außerdem gehörte er 2016 zu den Gründern des Löyly in Helsinki, einem der ersten Design-Saunakomplexen Finnlands. Laut *Time* zählt dieses preisgekrönte architektonische Meisterwerk aus Holz zu den 100 beeindruckendsten Orten der Welt.

Im Löyly gibt es neben Restaurant und Bar drei Saunen, darunter auch eine traditionelle Rauchsauna; eine Treppe führt direkt in die Ostsee. Zusätzlich wird auf der Terrasse gelegentlich auch eine Pop-up-Sauna eröffnet. Diese mobile Sauna ist ein Modell von Pääkkönens neuestem Businessunternehmen Aito Sauna (finnisch »authentische, echte, wahre Sauna«), das freistehende Saunen unter anderem für den nordamerikanischen Markt produziert.

Während viele Saunen außerhalb Finnlands von schlechter Qualität sind, sie zum Beispiel über keine optimale Wärmeverteilung verfügen und der Ofen in ihnen nicht im richtigen Winkel zu den Bänken steht, kann man bei Aito Sauna sicher sein, ein in jeder Hinsicht tadelloses, einwandfreies Produkt zu erwerben.

Das Wort »Sauna« spricht man im Finnischen übrigens ganz ähnlich aus wie auf Deutsch.

Heiße Grüße aus Estland

Das bezaubernde Estland hat vieles mit seinem nördlichen Nachbarn Finnland gemein. Auch Estlands alte Rauchsaunatradition steht auf der Liste des immateriellen Kulturerbes der UNESCO.

Eines der imposantesten Zeugnisse der Saunakultur ist der Film *Smoke Sauna Sisterhood* (2023) der estnischen Regisseurin Anna Hints, in dem unglaublich starke Frauen über ihr Leben sprechen. Die Dokumentation ist von der Kritik begeistert aufgenommen und auf Festivals überall auf der Welt ausgezeichnet worden. Sie folgt einer Gruppe von Frauen, die sich in einer Rauchsauna im Wald treffen und sich eine Auszeit vom Stress des Alltags gönnen. In dieser intimen Atmosphäre erzählen sie einander ihre Geschichten, auch die heiklen, unangenehmen, und geben sich Trost und Unterstützung.

Inspiriert von Hints' Großmutter und ihren Wurzeln in den Städtchen Võromaa und Setomaa im Südosten Estlands bietet der Film einen tiefen Einblick in eine Saunakultur, bei der es um so viel mehr geht als nur das entspannende Dampfbad.

»Ich bin fest von der Heilkraft der Worte überzeugt; und die Sauna ist nun einmal ein sicherer Ort, an dem wir einander zuhören, gehört werden und einander unsere Geschichten erzählen können, gerade auch die schmerzlichen«, sagt Hints, als sie sich bei einer Voraufführung ihres Films in Helsinki den Fragen des Publikums stellt. »Denn sobald man realisiert, dass man nicht allein ist, verliert man auch die Scham und traut sich, seine Geschichte zu erzählen.«

Eine der Protagonistinnen des Films, die von ihren Missbrauchserfahrungen berichtet, tut dies, weil sie damit die Hoffnung verbindet, dass dieses Trauma nicht wie bisher von einer Frauengeneration an die nächste weitergegeben wird.

Später erzähle ich Carita, dass Hints im Anschluss an das Screening ihres Films noch ein estonisches *loitsu* mit uns deklamiert hat, einen traditionellen magischen Sprechgesang, der den Abend mit einer schönen gemeinschaftlichen Note beendet hat.

Über die Sauna als sicheren Ort der Geborgenheit sprechen Carita und ich immer wieder. Denn in der Sauna können wir uns tatsächlich treffen und uns öffnen. Einander unsere Schwierigkeiten, Sorgen und Triumphe anvertrauen, ohne Angst haben zu müssen, be- oder verurteilt zu werden. Und das ist überall so – in allen Saunen, über die wir in diesem Buch berichten.

Die Kunst des Saunabads

Das nächste Mal treffen Carita und ich uns in einem der beeindruckendsten Saunakomplexe, die wir beide je gesehen haben. Und das will etwas heißen, besonders da Carita aus beruflichen Gründen schon Saunen überall in Finnland und anderen Teilen der Welt besucht hat.

An einem verregneten Spätfrühlingsnachmittag treffen wir uns in der Serlachius Kunstsauna, der weltweit ersten ihrer Art. Die versteckt in den nördlichen Ausläufern der Region Tampere gelegene Kunstsauna wurde 2022 eröffnet und ist Teil der Serlachius-Museen in Mänttää – einer der führenden privaten Kunstsammlungen Nordeuropas, angesiedelt buchstäblich im Nirgendwo.

Da Carita am Abend eine Veranstaltung in der Kunstsauna abhält, werden wir für den Spätnachmittag freundlicherweise zu einer privaten Museumstour mit Saunagang eingeladen.

Wir treten ein in das weitläufige Foyer der Kunstsauna und werden von einer Kombination aus Stein, Holz und Rundbogengewölben empfangen, die wie eine lichtdurchflutete Halle wirkt. Das Licht fällt durch bodentiefe Fenster auf einige der Ausstellungsstücke, zu denen unter anderem eine großartige Kollektion von mit Fasanen bedruckten Saunatextilien gehört, eine Besonderheit der Region.

Als wir in den geräumigen, sanft beleuchteten Garderoben in unsere Bademäntel schlüpfen, fühle ich mich wie im siebten Saunahimmel, in dem alles gut durchdacht und auf wohltuende Behaglichkeit ausgerichtet ist.

Vielfalt im Design

Die Sauna selbst, deren Fenster zum See hinausgeht, befindet sich in einem eigenen Gebäude. Angesichts der Originalität dieses wunderbaren Raumes kriege ich vor lauter begeistertem Ah und Oh kaum noch den Mund zu. In Finnland ist die typische

Sauna quadratisch oder rechteckig, nicht jedoch diese hier. Die ist rund, ein Kreis aus Wärme und Licht, in dem sich die Menschen von Angesicht zu Angesicht gegenübersitzen.

Es handelt sich hier um eine der wenigen Saunen in Finnland, die von einem internationalen Team entworfen wurden: einem Trio gefeierter Architekten aus Barcelona: Hector Mendoza, Mara Partida und Boris Bežan, unterstützt vom finnischen Architekten Pekka Pakkanen.

»Jedes Stück Holz wurde mit der Hand bearbeitet, um die runde Form genauso hinzubekommen«, erklärt mir Carita, während wir die Sitzbänke aus hitzebeständigem Espenholz bewundern. Dieses Holz splittert garantiert nie, sondert weder Harz ab, noch nimmt es zu große Hitze an. Es hält also ein Leben lang – wenn nicht gar zwei.

Das finnische Design zeichnet sich durch eine langlebige, qualitativ hochstehende Bauweise bei möglichst geringer Umweltbelastung aus. Und in dieser Sauna stammen selbst die Kellen und Wassereimer aus einem hauseigenen Entwurf.

Wo kein löyly *ist, da gibt es auch keine finnische Sauna.*

Carita gibt behutsam etwas Wasser auf die Steine in der Saunamitte, und wir genießen den entstehenden Dampf, während wir aus dem Fenster blicken und die Aussicht bewundern. Dann gehen wir hinaus ins Freie.

Diesmal beschließt Carita, sich im kalten Wasser ein wenig weiter vorzuwagen als bei ihrem letzten Versuch mit der Kontrasttherapie. Ich schaue mich kurz um, und kaum habe ich den Blick wieder ihr zugewandt, sehe ich, dass ihr das Wasser bereits bis zur Taille reicht.

»Alle Achtung! Und wie fühlst du dich?«, frage ich sie, als sie wieder an Land ist.

»Ziemlich gut. Heute war es gar nicht so kalt wie beim letzten Mal«, gibt sie zurück.

Die Wassertemperatur beträgt sieben Grad Celsius, ist also tatsächlich fünf Grad wärmer als bei unserem letzten heiß-kalten Versuch im winterlichen Tampere vor einigen Monaten.

***

Als wir uns später draußen in dem im Boden versenkten Hot Tub aalen, frage ich Carita nach ihrer Lieblingssauna.

»Das ist die bei uns im Garten. Man kann doch kein authentischeres Saunaerlebnis haben als bei jemandem zu Hause. Du

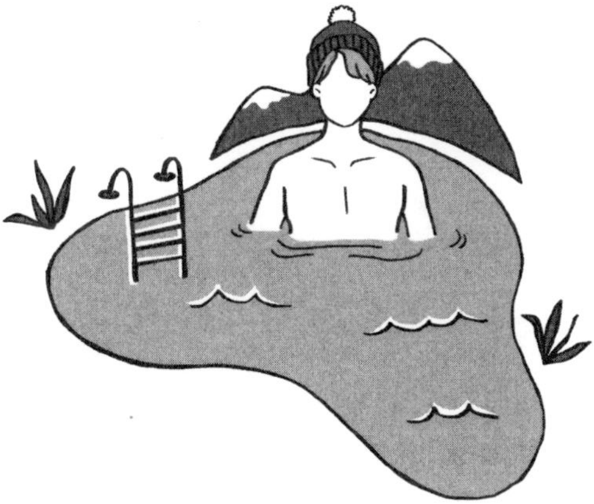

musst auch mal kommen«, lädt sie mich ein. Da unsere Söhne beide noch in die Grundschule gehen, schlägt sie einen Termin in den Ferien vor.

»Gern«, sage ich, »ich freu mich schon.«

***

Nach jedem Kurzbad im See duschen wir uns der Etikette entsprechend ab, bevor wir die Sauna wieder betreten.

Hier im Serlachius ist sogar das halbrunde, im Licht der Spätnachmittagssonne glitzernde Mosaik in der Außendusche ein Kunstwerk. Es stammt von der Künstlerin Tuula Lehtinen.

Hier entspricht tatsächlich alles – drinnen wie draußen – einem gut überlegten Design, angefangen bei den Umkleidekabinen mit den leicht zu öffnenden Spinden bis hin zu den Körbchen, die Besucher*innen für persönliche Dinge bekommen, die sie nach dem Duschen in den Saunabereich mitnehmen möchten.

Die gesamte Ausstattung sowohl im Inneren als auch im Außenbereich stellt eine gelungene Mischung der Arbeiten einheimischer und ausländischer Künstler*innen dar, zu denen neben anerkannten finnischen Designern wie Alvar Aalto auch internationale Meister gehören wie etwa Oscar Tusquets, Patricia Urquiola, Jasper Morrison und Fay Toogood.

Selbst der Holzsteg mit rutschfester Oberfläche ist Ausdruck ausgeklügelten Designs. Die Sitzgelegenheiten an seinem Ende greifen das Kreisförmige der Sauna wieder auf, auch auf den beiden halbrunden Bänken können die Besucher und Besucherinnen einander wieder direkt gegenübersitzen.

Geschrieben taucht das Wort laeyly, eine alte Form von löyly, *erstmals im Jahr 1548 in einer Übersetzung des Neuen Testaments von Mikael Agricola auf, der als Vater der finnischen Literatursprache gilt.*

Die runde Form der Sauna fasziniert mich dermaßen, dass ich mich später an Hector Mendoza wende, einen ihrer Architekten, um mich zu erkundigen, wie es dazu kam.

Wie er mir erzählt, hatten er und sein Team zusammen mit Beschäftigten des Museums eine Vielzahl finnischer Saunen besucht, um sich einen Eindruck der dort herrschenden Atmosphäre zu verschaffen und sowohl die technischen als auch praktischen Erfordernisse zu studieren.

Abgesehen davon, dass viele Saunen rechteckig oder quadratisch waren, berichtet Mendoza, sei ihnen auch aufgefallen, dass die Menschen in den Schwitzräumen meistens sehr ruhig waren und kaum ein Wort sagten.

»Die Idee der runden Form entstand als Ausdruck von Akzeptanz und Zusammensein – und aus dem Gedanken heraus, dass die Architektur doch auch zu einem Bestandteil des Besucher-Erlebens werden könnte«, sagt Mendoza. »Denn wenn wir dafür sorgen, dass alle einander ansehen, dann ist das doch die beste Voraussetzung für Gedankenaustausch, Diskussionen und ein gemeinsames Erleben der Saunakultur.«

Außerdem, ergänzt der Architekt, garantiere die runde Form der Sauna, dass alle dieselbe Hitze abbekommen, weil sie schließlich alle gleich nah am mittig eingebauten Ofen sitzen.

***

In Finnland liegt die Idee einer Kunstsauna im Grunde auf der Hand, weil die Sauna dort alle Lebensbereiche durchdringt und auch in der bildenden Kunst, in Gedichten, Liedern und sogar im Theater eine Rolle spielt. Das gilt selbst für die Politik – auf die Sauna-Diplomatie kommen wir später noch zu sprechen.

Und das bezieht sich keineswegs nur auf die tatsächlich eher exklusive Kunstsauna, sondern auf die gesamte Saunakultur, die für jede*n offen und allen Mitgliedern der Gesellschaft zugänglich sein möchte. Weshalb auch die Kunstsauna an mehreren Abenden im Monat zu einem moderaten Eintrittspreis fürs allgemeine Publikum geöffnet ist.

Dort bestand schon vor vielen Jahrzehnten ein großes Engagement für das finnische Dampfbad. Denn benannt ist die Kunstsauna nach Göstä Serlachius (1876–1942), einem wohlhabenden Papierfabrikanten und Kunstmäzen, der vom Bau eines Kunstmuseums in Mänttä träumte. Nicht weniger interessiert war er jedoch an der Verbreitung der Saunakultur und an Wirtschaftsbeziehungen mit anderen Ländern. Deshalb organisierte er die Schenkung einer finnischen Sauna an Großbritannien.

Im Jahr 1939 wurde sie auf dem Gelände des Nonington College of Physical Education in Kent eingeweiht. Neben dem eigentlichen Dampfbad, das so finnisch war wie nur irgend möglich, verfügte die Sauna auch über einen Wasch- und einen Umkleideraum.

In der Planungsphase soll Serlachius einmal gesagt haben, bei dem guten Kiefernholz, aus dem die Sauna gebaut werden sollte, würde sie bestimmt Jahrzehnte überdauern. Und damit hatte er recht, denn das Gebäude steht heute noch. Zwar inzwischen an einer anderen Stelle und auch nicht mehr als Sauna, sondern als Gästehaus, aber immer noch in der Dorfgemeinde Nonington. Hier handelt es sich um ein frühes Beispiel für die Sauna-Diplomatie und den Export finnischen Wohlbefindens und Designs in die weite Welt.

Kapitel 2

Manche mögen's kalt: Winter-Badekur für die Psyche

Zum ersten Mal tauchte ich an einem dunklen verschneiten Februartag des Jahres 2014 ins kalte Wasser ein – und war sofort bekehrt. Meine Freundin Riikka, eine begeisterte Winterschwimmerin, hatte mich eingeladen, das finnische Freizeitvergnügen *avanto* einmal auszuprobieren, das Baden in einem Eisloch.

Einmal und nie wieder. Davon war ich fest überzeugt, als ich in meinem Badeanzug neben Riikka auf dem eiskalten Steg in Helsinki stand. Zu der Zeit war ich als Reisejournalistin beschäftigt, und dazu gehörte auch, dass ich die Bräuche und Aktivitäten ausprobierte, die an verschiedenen Orten beliebt waren, mir aber noch unbekannt.

Der erste Schock, den ich bekam, raubte mir buchstäblich den Atem, denn bei einer Wassertemperatur von gerade einmal zwei Grad über Null fühlte sich das Meer auf meiner Haut an wie tausend Nadeln. Doch kurz nachdem ich wieder aus dem Wasser draußen war, spürte ich diesen herrlichen Kick, diese Euphorie.

Inzwischen weiß ich, dass diese unglaubliche Freude, das Gefühl von Unbesiegbarkeit, das Empfinden eines Glühens, das den ganzen Körper erfasst, als »Swimmer's High« bekannt ist und auf die plötzliche Freisetzung der Glückshormone zurückgeht, die bereits von einem kurzen Kontakt mit der Kälte ausgelöst wird.

Booster für die psychische Gesundheit

Das Erlebnis mit Riikka markierte für mich den Anfang einer Gewohnheit, die mein Leben verändern sollte. Weil sie eine Verbesserung meiner psychischen Gesundheit einleitete, um die es schon in der Kindheit nicht zum Besten bestellt war.

Bei diesem abendlichen Kältebad lernte ich eine ganz einfache und natürliche Methode des Umgangs mit Ängsten, Depression, Erschöpfung und Stress kennen. Außerdem ermöglichte mir das in Finnland so beliebte Freizeitvergnügen im Wechsel mit heißen Saunagängen einen schnellen Zugang zur einheimischen Kultur und Gesellschaft, die mir damals noch ziemlich fremd waren.

Da die Kaltwasserbäder sowohl meine psychische als auch die körperliche Verfassung innerhalb von Minuten positiv veränderten, ging ich bald regelmäßig im Winter schwimmen. Aber bis ich mich allmählich daran gewöhnt hatte, direkt ins Wasser zu gehen und dort tapfer eine Runde zu drehen, dauerte es Monate.

Was mich letztlich bei der Stange hielt, war die Verlockung, praktisch sofort von all meinen Sorgen, Belastungen und Weh-

wehchen befreit zu werden und sie dem Meer überlassen zu können, und so blieb ich dieser natürlichen Form der Schocktherapie treu. Denn die positive Wirkung war dermaßen groß, dass mir der kurze Kälteschreck dagegen völlig unbedeutend vorkam.

Auch fiel mir bald auf, dass es unter den Winterbadenden nur sehr wenige mit schlechter Laune gab. Genau genommen fand ich so gut wie gar keine.

Diese Beobachtung veranlasste mich, der Sache auf den Grund zu gehen. Warum verließen überall im Land so viele Menschen das eiskalte Wasser mit einem Lächeln auf dem Gesicht?

Je tiefer ich in die Fachliteratur einstieg und je mehr Antworten ich auf meine Frage fand, desto größer wurde mein Wunsch, dieses Wissen mit anderen zu teilen, denen es auch nicht so gut geht und die auch von dieser ebenso medikamentenfreien wie preiswerten Therapie profitieren könnten. Dies schien mir umso wichtiger, als ich ja in Nordamerika aufgewachsen war, wo das persönliche Wohlbefinden zumeist viel Geld, Zeit sowie Zugang zu exklusiven Clubs voraussetzte, die komplizierte und kostspielige Fitnessstrategien anboten.

Daraufhin schrieb ich ein Buch über den nordischen Lebensstil, in dem ich den Schwerpunkt aufs Winterbaden legte. Denn wenn ich damit auch nur ein paar wenigen Menschen helfen könnte, dachte ich, wäre es aller Mühe wert. Das Buch wurde schließlich fast überall auf der Welt vertrieben und in 24 Sprachen übersetzt, in Deutschland erschien es unter dem Titel *Sisu – Der finnische Weg zu Mut, Ausdauer und innerer Stärke.* Offensichtlich ist der Kontakt mit kaltem Wasser also auch für viele andere von großem Interesse.

***

Als das Eisbaden anfing zu trenden und zu einem regelrechten Boom wurde, empfahlen manche Social-Media-Kanäle höchst gefährliche Praktiken. Zum Beispiel hieß es dort, um von den gesundheitlichen Wohltaten des kalten Wassers profitieren zu können, müsse man sich sehr lange darin aufhalten. Dabei geht man bei Temperaturen knapp über Null große gesundheitliche Risiken ein, wenn man länger als ganz wenige Minuten im Wasser bleibt. Zu den möglichen Gefahren gehören Kälteschocks und Schwimmversagen aufgrund von Kontrollverlust über Muskeln und Nerven. Dies gilt umso mehr an Orten, an denen nicht die Möglichkeit besteht, sich nach dem Eisbad gleich wieder schön aufzuwärmen.

Eisbaden sollte man generell nur mit größter Vorsicht. Besonders Menschen mit Vorerkrankungen wie Herzbeschwerden dürfen die Risiken nie unterschätzen. Wenn du also nicht weißt, ob du wirklich hundertprozentig gesund bist, solltest du unbedingt einen Arzt oder eine Ärztin aufsuchen, bevor du das Winterbaden ausprobierst. Denn wie immer gilt auch hier: Sicherheit geht vor.

Wir coolen Schwestern

Wann immer ich Gruppen ausländischer Journalistinnen und Journalisten mit der Kontrasttherapie bekanntmache, versuche ich mir ein Bild von den Teilnehmenden zu verschaffen. Das gilt auch für mein ehrenamtliches Engagement in meinem 600-köpfigen Winterschwimmclub, in dem ich schon so einige Neulinge aus dem Meer fischen musste, weil sie einem Social-Media-Posting Glauben geschenkt hatten, demzufolge sie mindestens drei Minuten im eiskalten Wasser bei höchstens zwei Grad Celsius bleiben müssten, um überhaupt in den Genuss seiner Vorzüge für die Gesundheit zu kommen.

Deshalb haben Riikka und ich zusammen mit unseren Kaltwasserschwimm-Freundinnen Tiina, Päivi und Miia eine Gruppe gegründet, die sich die Verbreitung wissenschaftlicher Erkenntnisse sowie praktischer Anleitungen und Tipps zur Aufgabe gemacht hat. Wir nennen uns *kylmäsiskot,* was sich in etwa mit »Schwestern der Kälte« oder auch »coole Schwestern« übersetzen lässt.

Dem Finnischen Outdoor-Verband zufolge wird das Eisbaden allein im Inland von ungefähr 700 000 Aktiven betrieben, was einem Fünftel der Bevölkerung entspricht.

Wahrscheinlich ist die Zahl aber weit höher, weil diese Statistik die Hüttensaunen nicht miterfasst, und damit all die Menschen, die sich der alten finnischen Tradition folgend zwar nach dem Saunagang im See oder Meer abkühlen, sich aber nicht als »echte« Winterschwimmer*innen bezeichnen würden.

Wir Schwestern haben alle ein professionelles Interesse am Winterbaden und am Kontakt mit kaltem Wasser – gefolgt natürlich, wann immer möglich, von einer schönen heißen Sauna. Jedenfalls hat es etwas mit unseren Berufen zu tun: Alle zusammen verfügen wir über reichhaltige Erfahrungen als Journalistin, Autorin, Schwimmtrainerin, Schullehrerin und Psychotherapeutin. In der Summe haben wir fünf schon Hunderte von Interviews gegeben und zahlreiche Vorträge über unser gemeinsames Hobby gehalten.

Obwohl man Finnland gut und gern als Heimat des Winterbadens bezeichnen könnte, ist dort in letzter Zeit kaum mehr zu diesem Thema und zu den gesundheitsfördernden Eigenschaften der Kälte geforscht worden. Stattdessen wird hier vielfach immer noch auf die bahnbrechenden Recherchen zurückgegriffen, die der Thermobiologe Pirkko Huttunen im Zuge seiner wissenschaftlichen Forschungsarbeiten bereits vor Jahrzehnten betrieben hat.

Dieser Umstand motivierte im Frühjahr 2023 die Psychotherapeutinnen Riikka Airo und Miia Lehtonen aus unserer Gruppe, eine Pilotstudie über die Wirkung von Kältebädern und Gruppenpsychotherapie durchzuführen. Mit ihr wollten sie herausfinden, ob die physiologischen Effekte des kurzen Kontakts mit kaltem Wasser die psychischen Beschwerden, wie etwa leichte Angstzustände und Depressionen, von acht jungen Erwachsenen im Alter zwischen 19 und 28 zu lindern vermochten. Dazu stiegen die Proband*innen einmal pro Woche für 30 bis 60 Sekunden in Wasser mit einer Temperatur von ein bis vier Grad Celsius, anschließend hatten sie eine kurze Therapiesitzung.

Die ersten Ergebnisse waren vielversprechend: Alles in allem konnten Riikka und Miia Verbesserungen im allgemeinen Wohlbefinden der Teilnehmenden sowie eine Linderung ihrer Ängste und Depressionen beobachten. »Ihren eigenen Angaben zufolge fühlten sich die Teilnehmenden weit präsenter als zuvor; sie berichteten von längeren Phasen innerer Ruhe und einer größeren Verbundenheit der Psyche mit ihrer Physis.«

Die acht Gruppensitzungen konzentrierten sich jeweils auf verschiedene Themen, zum Beispiel: Konfrontation mit der eigenen Angst, Wahrnehmung persönlicher Grenzen, Mut, Herausforderungen, Verbindung von innerem und äußerem Erleben, Umgang mit Emotionen sowie die Erarbeitung von Strategien wie Selbstreflexion und Selbstwahrnehmung, Akzeptanz und Präsenz. Außerdem ging es auch um Techniken der Selbstbeschwichtigung.

Zur Auswertung wurden klinische Erhebungen herangezogen wie etwa *Clinical Outcomes in Routine Evaluation-Outcome Measure* (CORE-OM) zur Messung von Ängsten, das Beck-Depressions-Inventar (BDI) zur Einschätzung von Depressionen und eine Visuelle Analogskala (VAS) zur Bewertung von Stimmungen.

Miia und Riikka gelangten zu folgendem vorläufigen Schluss: »Angesichts der Tatsache, dass immer mehr Menschen an Burnout, Depressionen und Angststörungen erkranken, halten wir die Kombinationstherapie für eine vielversprechende Methode zur Unterbrechung quälender Gedanken und zur Regulierung des Erregungsniveaus [der Aktivitäten aller Nervenzellen] ohne den Einsatz von Antidepressiva, die verschiedene unerwünschte Wirkungen haben können.«[8]

Glücklicherweise erhielten Miia und Riika im Herbst 2023 einen höheren Förderungsbetrag, mit dessen Hilfe sie zusammen mit der Universität von Jyväskylä ihre Studie weiterführen und die »blaue« Therapie zur Verbesserung des Wohlbefindens, auch bekannt als Wasser-Therapie, näher erforschen können.

***

Die blaue Therapie – am, im, auf dem oder unter Wasser zu sein – eignet sich erwiesenermaßen zur Verbesserung des körperlichen und psychischen Wohlbefindens. Selbst ein Strandspaziergang oder das Rauschen der Wellen sind schon geeignet, die Stimmung zu heben.

WALLACE J. NICHOLS' BLUE MIND MOVEMENT

Wann immer sich die coolen Schwestern treffen, erzähle ich Carita, pflegen wir unsere gemeinsame Leidenschaft für Winterbaden, Sauna und Ausflüge. So waren wir zum Beispiel übers Wochenende schon einmal in einem traditionellen Spa, das aus dem Jahr 1926 stammt und auf Warm- und Kaltwasserbehandlungen spezialisiert ist, oder haben uns in Saunen am Meeresstrand erholt.

Im Übrigen haben wir's am liebsten einfach und vernünftig – wir besuchen also keine schicken, extravaganten Saunen und nehmen auch keine teuren Accessoires mit – allerdings sind wir voll des Lobes, wenn mal eine von uns eine neue witzige Wollmütze dabeihat oder einen hübschen Badeanzug.

Und wir können gemeinsam lachen: zum Beispiel über die komplizierten Versionen des guten alten Eisbades, die im Netz oder sonst wo kursieren, und über die selbsternannten Gurus, die spezielle Atemtechniken und Übungen propagieren, die angeblich ein längeres Verbleiben im kalten Wasser ermöglichen. Und nur damit das wirklich klar ist: Yogamatten ins kühle Nass mitzunehmen, um zu meditieren, können wir nicht empfehlen.

Uns ist, was die Länge des Aufenthalts im Wasser angeht, Qualität wichtiger als Quantität, außerdem sind wir uns der individuellen Möglichkeiten der Einzelnen bewusst und respektieren sie. Aber selbst die variieren: So kommen Körper und Geist an einem Tag nur mit einem schnellen Eintauchen klar, während man an einem anderen unter Umständen etwas längere Zeit schwimmen kann.

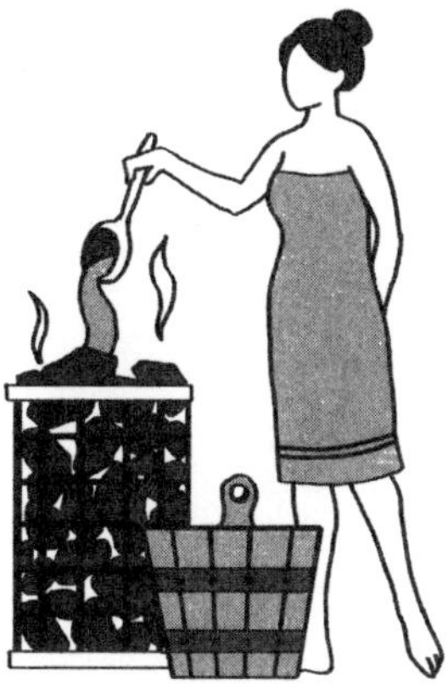

Unsere Nationalparks

Für die Mehrheit der in Finnland Lebenden ist der häufige Aufenthalt in der Natur fester Bestandteil des Alltags. Denn das Land verfügt nicht nur allerorts über weite Waldflächen und Uferbereiche, sondern hat auch sage und schreibe 41 Nationalparks mit einer Gesamtfläche von etwa 10 000 Quadratkilometern. Es gibt dort endlos viele Gelegenheiten zum Schwimmengehen und in einigen Nationalparks sogar Saunen, die für einen geringen Geldbetrag zu mieten sind.

Nach dem finnischen Jedermannsrecht dürfen sich alle Menschen nach Belieben in der freien Natur aufhalten und bewegen – in Wäldern und auf Bergen, an und in den Seen, Flüssen und der Ostsee. Mit ganz wenigen Ausnahmen. So dürfen zum Beispiel auch alle in die Pilze gehen oder Beeren sammeln.

Ein beliebtes Kurzreiseziel von uns Schwestern ist Tammela in Südfinnland mit seinen beiden spektakulären Nationalparks Liesjärvi und Torronsuo. Dort übernachten wir immer im Portaan Nahkurinverstas, einem traditionellen Gästehaus.

An einem Januarwochenende ziehen wir durch ein Winterwunderland aus frisch gefallenem Schnee und freuen uns auf wilde Schwimmabenteuer in einem der beiden Nationalparks. Unsere professionelle Reiseführerin ist Päivi Pälvimäki, die schon an vielen einschlägigen Projekten mitgewirkt hat, zum Beispiel an der Ausarbeitung einer Sauna- und Winterschwimmroute durch den Südosten Finnlands.

Da wir auch gern in den Bach neben dem Gästehaus gehen, waren dessen Betreiber so nett, uns ein *avanto* (»Eisloch«) in seine Eisdecke zu schneiden, damit wir uns zwischen den Saunagängen darin abkühlen können.

Da wir den Kontakt des kalten Wassers mit der nackten Haut nicht gewohnt sind und es kitzelt, kichern wir wie Teenager, während wir im Laternenschein ohne unsere Badeanzüge im Bach baden.

Die gelben und roten Häuschen der Anlage sind schon sehr alt – sie stammen aus der Zeit Ende des 19., Anfang des 20. Jahrhunderts, als die heute im Familienbesitz befindliche Ferienanlage noch ein Handwerksbetrieb war, in dem zur Herstellung von Alltagsgegenständen wie etwa Schuhen Leder gefärbt, zugeschnitten und genäht wurde.

Diesmal fällt unser Wochenendtrip auf das Dreikönigsfest am 6. Januar, an dem auch eine andere finnische Saunatradition gepflegt wird, bei der die Nachbarn die dunkle Winternacht mit Kerzen und Laternen aus Eis erleuchten. Diese stellt man her, indem man Wasser in einem Eimer halb einfrieren lässt, das entstandene Halbgefrorene aus dem Inneren entfernt, sodass eine Art Eiszylinder übrigbleibt, den man über eine Kerze stülpt. Das erzeugt ein wunderschönes, beinahe magisch sanftes Licht.

Das mit dem Winter kriegen wir hier in Nordeuropa wirklich gut hin, und dazu gehört auch die heiße Liebe, die wir der Kälte entgegenbringen.

Wie sagt man in Finnland doch so schön:
»Schlechte Laune ist wasserlöslich.«

Neuverdrahtung für das Gehirn

In der Erforschung des Eisbadens und seiner Wirkung auf den Menschen gelang Anfang 2023 ein echter Durchbruch, als britische Wissenschaftler*innen die Gehirne gesunder Probanden unmittelbar nach dem Bad in sehr kaltem Wasser scannten.

Mithilfe der Funktionellen Magnetresonanztomographie (MRT) konnten die Forschenden Veränderungen in der Verdrahtung des Gehirns infolge des Eisbads beobachten. Vor allem bemerkten sie Veränderungen in der Vernetzung zwischen dem medialen präfrontalen und dem parietalen Kortex, die für Emotionskontrolle, Entscheidungsprozesse und Wachsamkeit zuständig sind. Sie kamen dabei zu dem Schluss, dass das Gehirn diese Veränderungen einleitete, um den Proband*innen bei der Verarbeitung des Kaltwasserschrecks zu helfen.

Die in *Biology* veröffentlichte Studie stand unter der Leitung von Dr. Ala Yankouskaya, einer Psychologie-Dozentin an der Bournemouth University, deren Erkenntnisse erklären, warum sich die Menschen nach einem Bad im Freien oder nach dem Eisschwimmen so viel energiegeladener und wacher fühlen.[9]

In Großbritannien werden das Kaltwasserbaden und seine physiologischen Wirkungen schon seit Jahren erforscht. Zu den führenden Wissenschaftler*innen auf diesem Gebiet zählen Professor Mike Tipton, Dr. Mark Harper, Dr. Chris Van Tulleken und Dr. Heather Massey, um nur einige zu nennen. Aus der Feder des sowohl in Norwegen als auch im Vereinten Königreich arbeitenden Dr. Harper stammt eines der besten

Bücher über das Winterbaden: *Rein ins kalte Wasser* (2023), in dem er wissenschaftliche Fakten für Laien verständlich erklärt.[10]

Als einer der führenden Experten auf dem Gebiet der Kälteforschung zeigt Harper in diesem Buch auch anhand von Fallstudien die gesundheitlichen Vorteile auf, die das Kaltwasserschwimmen mit sich bringen kann, zum Beispiel bei Schmerzen, Arthritis, Angststörungen, Posttraumatischer Belastungsstörung und Migräne.

Harper gehört auch zu den Leitern der Selbsthilfegruppe *Mental Health Swims* und ist Mitbegründer von *Chill UK*, einer gemeinnützigen Organisation, die Treffen und Kurse im Kaltwasserschwimmen zur Verbesserung der psychischen Gesundheit anbietet. Ihr Motto lautet *dips not distance* (»kurz eintauchen statt Langstrecke«), und sie legt mehr Wert auf Gemeinschaft als auf Konkurrenz. Die Treffen sind sowohl kostenfrei als auch sicher und inklusiv.

Über dieses Konzept, das die Gemeinschaft dem Wettbewerb vorzieht, diskutieren Carita und ich oft, denn weder in der Sauna noch beim Winterbaden geht es ums Siegen oder Gewinnen. Alles dreht sich darum, sich Zeit für Selbstfürsorge zu nehmen und bei gemeinsamen Aktivitäten das Zusammensein und die Freundschaft zu genießen.

Und noch etwas gehört sowohl zur Sauna als auch zum Eisbad mit dazu: die Dankbarkeit für die reine, ungetrübte Natur. Denn je mehr Zeit du in der Natur verbringst, desto mehr Respekt bringst du ihr auch entgegen. Wenn du in einem natürlichen Gewässer badest, möchtest du es auch sauber halten.

Und du wirst dir zunehmend darüber bewusst, wie sich dein Lebensstil und deine Konsumgewohnheiten auf die Umwelt auswirken.

***

Auch Harpers Kollege Mike Tipton, Professor für Angewandte Physiologie an der Portsmouth University, gehört zu den weltweit führenden Expert*innen bei der Erforschung gesundheitlicher Vorteile des Kaltwasserbadens.

Erwiesen ist mittlerweile, dass ein kurzes Eis- oder Kaltwasserbad die Kälteempfindlichkeit verringert und ein geeignetes Mittel zur Steigerung der Abwehrkräfte darstellt. Setzt man sich solchen Kältereizen wiederholt aus, reagiert der Körper auf zellularer Ebene immer weniger und man wird auch mit anderen Stressoren besser fertig.

Tipton zufolge gelangt der Körper beim großflächigen Kontakt mit kaltem Wasser in einen Zustand, in dem »der Blutdruck in die Höhe schießt und Glukose sowie Fett in den Blutkreislauf gelangen, was Energie für den Fall einer schnellen Aktion bereitstellt, also für die klassische Kampf-oder-Flucht-Reaktion«. Außerdem setzen die Nebennieren das Stresshormon Cortisol frei und im Gehirn sorgt das Hormon Beta-Endorphin für Schmerzlinderung und eine gewisse Euphorie.

Weder in der Sauna noch beim Winterbaden geht es ums Gewinnen. Alles dreht sich darum, sich Zeit für

Selbstfürsorge zu nehmen und bei den gemeinsamen Aktivitäten das Zusammensein und die Freundschaft zu genießen.

Der Vagusnerv: maßgebend für die Psyche

Tipton und seine Kolleg*innen untersuchen auch die Auswirkungen des Kaltwasserschwimmens auf den Vagusnerv. Diesem längsten Nerv im menschlichen Körper kommt im Rahmen der mentalen Gesundheit eine entscheidende Rolle zu und deshalb zieht er in den letzten Jahren auch vermehrt Aufmerksamkeit auf sich. Der aus dem Lateinischen stammende Name dieses Nervs bedeutet übersetzt »umherschweifender Nerv«, und das trifft es genau. Denn er zieht sich durch den gesamten Körper und verbindet das Gehirn mit inneren Organen wie zum Beispiel dem Darm, dem Herzen und der Lunge. Der zehnte Hirnnerv, wie der *Nervus vagus* auch genannt wird, ist darüber hinaus Teil des Parasympathikus, der sich auf Atmung, Verdauung und Herzfrequenz auswirkt.

Eisbäder regen den Vagusnerv an, was die Entspannung fördert und das Wohlbefinden verbessert. Und damit sind sie bedeutend wirksamer als alle Geräte zur Stimulation des Vagusnervs, die heutzutage für den Alltagsgebrauch angeboten werden – seien es elektrische Apparate oder auch die im Internet angepriesenen Kopfkissensprays – ja, so was gibt es.

Jedoch kann die Stimulation des Vagusnervs durch Eintauchen des Gesichts bei einem zeitgleichen Kälteschock durch die extreme Kühlung der gesamten Hautfläche Herzrhythmusstörungen und sogar Herzversagen auslösen – eine Reaktion, die unter der Bezeichnung »autonomer Konflikt« bekannt ist. Tipton rät deshalb entschieden vom Eintauchen des Gesichts ab, vor allem aber von längerem Luftanhalten.

Auf der Suche nach den Extremen

Eine der bekanntesten Winterschwimmer*innen Finnlands ist Elina Mäkinen, die erste Finnin, die bei einer Temperatur unter fünf Grad Celsius die Eismeile geschafft hat: eine Strecke von 1,6 Kilometern zu schwimmen. Ihre beliebten TikTok-Videos, auf denen oft zu sehen ist, wie sie ein Loch zum Schwimmen ins Eis schneidet und hineinsteigt, begeistert Millionen Zuschauer*innen überall auf der Welt.

Mäkinen ist auch Gegenstand einer fesselnden Dokumentation mit dem Titel *Kylmä* (*Heilende Kälte – Sollten wir öfter frieren?*, 2022), die die eisige Winterwelt erkundet, einigen gesundheitlichen Auswirkungen der Kälte nachgeht und Menschen wie Mäkinen vorstellt, denen selbst Minus-Temperaturen erstaunlich wenig ausmachen. Unter der Regie von Lauri Danska zeichnet der Film Mäkinens Weg zur erfolgreichen Bewältigung der Eismeile nach. Und natürlich wärmt sie sich zwischendurch in der Sauna auf.

Tipton, der als Experte in der Dokumentation interviewt wird[11], berichtet über den Hintergrund des stark zunehmenden

Interesses am Kaltwasserschwimmen und spricht in diesem Zusammenhang von einem gewissen »Aufwirbeln«. Gemeint ist damit die Störung einer Bewegung, eines Kurses, einer Ordnung oder eines Gleichgewichts. Mit anderen Worten: Man wird aus der Komfortzone gerissen.

In der Dokumentation stellt Tipton die Behauptung auf, dass wir Menschen womöglich viel zu bequem geworden sind. Denn aufgrund unserer Befähigung, unser Umfeld zu kontrollieren, haben wir es schön warm, gehen überwiegend sitzenden Tätigkeiten nach, begegnen höchst selten Gefahren für Leib und Leben und stehen auch praktisch nie vor körperlichen Herausforderungen. Doch ist dieser Lebensstil ungesund, weil der Mensch dafür gemacht wurde, sich zu bewegen und Temperaturunterschieden ausgesetzt zu sein. Und ohne dies alles werden wir lethargisch.

Um unseren Körper gesund zu erhalten, müssen wir uns bewegen und raus aus der Komfortzone. In Bezug auf Knochen,

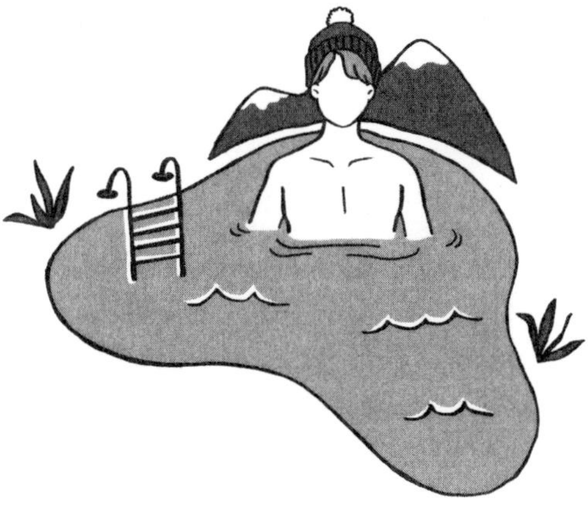

Bänder, Muskulatur ist uns das bewusst, nach dem Motto: Beweg dich oder bald geht's nicht mehr. Denn das Resultat unserer Bewegungsarmut ist die Thermostase, ein Zustand, in dem wir immer dieselbe Temperatur empfinden. Das Kaltwasserschwimmen gibt uns den richtigen Kick, stört unser System und bringt es wieder in Schwung.

Diesen gesunden Kick aus der Komfortzone erlebe ich jeden Morgen mitsamt meinen Mit-Winterbadenden, deren Alter sich zwischen zwanzig und neunzig bewegt. Und ihre Dynamik geht zum Teil einfach darauf zurück, dass sie das Haus verlassen, Freundinnen und Freunde treffen und den Tag mit einer Energiespritze starten, die jeden Koffeinkick in den Schatten stellt. Viele von ihnen gehen sogar ins kalte Wasser, ohne sich anschließend in der Sauna wiederaufzuwärmen.

Was dieses ganze Thema angeht, bin ich immer noch daran, Carita zu überzeugen.

Wusstest du das schon?

- In Finnland beträgt die durchschnittliche Temperatur der natürlichen Gewässer – Seen, Flüsse und Nebenmeere der Ostsee – zwei bis vier Grad Celsius.
- Ein winterliches Bad von 30 bis 60 Sekunden Länge in etwa vier Grad warmem Wasser erzeugt einen Ansturm sogenannter Glückshormone, zu denen Endorphine zählen, die natürlichen Schmerzmit-

tel des Körpers, ebenso Serotonin, das uns bei Laune hält, sowie Dopamin, ein Neurotransmitter, der das Belohnungssystem im Gehirn sowie bestimmte Reaktionen kontrolliert, und das Liebes- und Kuschelhormon Oxytozin. In der Ruhe nach diesem Sturm stellt sich ein Gefühl inneren Friedens ein.

- Während eines kalten Bades werden Blutzirkulation und die Verbrennung von Kalorien angeregt, außerdem wird das Immunsystem gestärkt.
- Kennst du sonst irgendwelche Aktivitäten, die so viel Gutes im Körper in nur einer Minute bewirken können?

Quelle: Prof. em. Hannu Rintamäki,
Experte auf dem Gebiet der Kälte-Physiologie

Das bringt regelmäßiges Winterbaden

- Verbesserten Schlaf
- Gestärktes Immunsystem
- Höhere Stresstoleranz
- Schnellere Erholung der Muskulatur
- Effektivere Fettverbrennung

- Linderung von Asthmasymptomen
- Verbesserte Blutzirkulation mit heilsamer Wirkung auf Muskel- und Gelenkentzündungen
- Niedrigeren Basisblutdruck
- Anregung des Stoffwechsels

Quelle: Finnische Outdoor-Organisation Suomen Latu

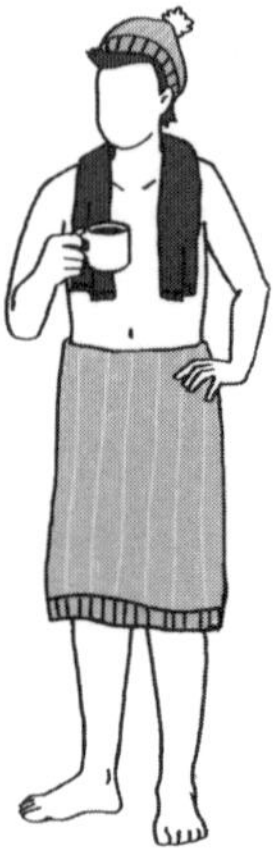

Sicherheit mit gesundem Menschenverstand

In den Social Media vermittelt man dir womöglich den Eindruck, es wäre eine gute Idee, dich mit einem Kopfsprung ins eiskalte Wasser zu stürzen oder eine halbe Stunde in einer Badewanne mit Eiswürfeln zu liegen. Ist es aber definitiv nicht! Hier ein paar grundlegende Sicherheitshinweise:

- Schließ dich bei deinem ersten Winterbadeerlebnis einer auf diesem Gebiet erfahrenen Freundin oder einem Freund an. Geht vorzugsweise an einen dafür ausgewiesenen Ort, an dem ihr ohne größere

Risiken ins Wasser gelangt und auch wieder rauskommt.

- Weil sich die Kälte zuerst in den Extremitäten wie Fingern und Zehen bemerkbar macht, ist das Tragen von Badeschuhen und -handschuhen aus Neopren empfehlenswert. Außerdem können sie dir auf unebenen oder glitschigen Flächen Halt geben.
- Konzentrier dich auf deine Atmung und atme so gleichmäßig wie möglich ein und aus, damit du beim Erstkontakt mit dem kalten Wasser vor Schreck nicht ins Japsen gerätst und die Kontrolle über deine Atmung verlierst.
- Geh ganz langsam ins Wasser und bleib nicht länger drin, als es sich für dich gut anfühlt.
- Nach 30 bis 60 Sekunden werden Glückshormone freigesetzt, das Herz beginnt schneller zu schlagen und die Blutzirkulation wird angeregt. Aber auch schon wenige Sekunden im kalten Wasser sind wunderbar, besonders für Neulinge.
- Du kannst deinen Körper leichter an die Kälte gewöhnen, indem du im Spätsommer einfach nicht mit Schwimmen aufhörst, sondern weiter in den Herbst hinein baden gehst. Dann ist der Schock im Winter, wenn die Temperatur richtig fällt, nicht so schlimm.
- Was du nach dem Bad machst, ist genauso wichtig wie der Kontakt mit dem Kaltwasser selbst. Des-

halb solltest du dich hinterher unbedingt wieder aufwärmen, weil deine Körpertemperatur sonst auch dann noch abfällt, wenn du dich schon wieder im Trockenen aufhältst, insbesondere wenn du keinen Zugang zu einer heißen Dusche oder Sauna hast oder nicht einmal ein warmes Plätzchen zum Umziehen.

- Beim finnischen Winterbaden – *avantouinti* – geht es nicht um die Dauer. Bei Temperaturen zwischen einem und fünf Grad Celsius bleiben die meisten Schwimmer*innen durchschnittlich 30 Sekunden bis ein oder zwei Minuten im Wasser.
- Vergiss das Trinken nicht. Pack eine Flasche Wasser ein oder vielleicht sogar eine Thermoskanne mit warmem Saft oder Tee.

Kapitel 3

Heilsamer Dampf: der gute Geist der Sauna

In Finnland ist der Besuch einer öffentlichen Sauna ein Gemeinschaftserlebnis; die Einladung in eine Privatsauna bei jemandem zu Hause oder in sein Sommerhäuschen, seiner *mökki* (»Hütte«) aber ist eine Ehre. Ein Zeichen für eine innigere Freundschaft.

Als Carita meinen Sohn und mich in ihre Gartensauna einlädt, sagen wir liebend gern zu und suchen einen Termin, der für uns alle passt. In den großen Ferien setzen mein Sohn und ich uns also an einem schönen Sommertag im Juni in Helsinki in den Zug und fahren nach Jyväskyla in Mittelfinnland. Carita lebt dort sehr ländlich in einer Gegend, die den Namen Muurame trägt.

Die Saat der Innovation

Hunderte von Kilometern und etwas mehr als drei Stunden später treffen wir in der Universitätsstadt Jyväskylä ein. Geprägt ist sie vom Erbe Alvar Aaltos, einem der führenden modernistischen Architekten und Designer des 20. Jahrhunderts, der einen Großteil seiner prägenden Lebensjahre dort verbrachte.

Jyväskylä ist auch eine Hochburg der Saunakultur. In der Gegend von Muurame befindet sich die Zentrale von Harvia, dem weltweit führenden Hersteller von Saunaöfen. Gegründet wurde das Unternehmen 1947, als dessen Gründer Tapani Harvia mit seinem Flugzeug in einen See stürzte und wie durch ein Wunder überlebte. Kaum hatte er das eiskalte Wasser verlassen, scheint er sich geradewegs in eine Sauna begeben zu haben, um sich aufzuwärmen. Und als er dort so saß, in der erholsamen Hitze des Schwitzbades, fing er an, darüber nachzudenken, warum Menschen eigentlich in die Sauna gehen. Und so entstand ein global tätiges Unternehmen, das einen Jahresumsatz von 150 Millionen Euro erwirtschaftet.

Jyväskylä ist auch die Heimatstadt des bedeutenden Saunaforschers und Kardiologen Prof. Dr. Jari A. Laukkanen, der auf dem Gebiet der messbaren Vorteile des finnischen Dampfbadens für die menschliche Gesundheit bahnbrechende Forschungsarbeiten durchgeführt hat.

2023 kamen Laukkanen und sein Kollege Dr. Setor K. Kunutsur in einer der bis dato umfassendsten Untersuchungen zu dem Schluss, dass »regelmäßige oder häufige Saunabesuche das Auftreten vaskulärer und nicht-vaskulärer Erkrankungen reduziert, beispielsweise Bluthochdruck, Herz-Kreislauf-Erkrankungen, Demenz und Atemwegserkrankungen; außerdem kann es Beschwerden im Zusammenhang mit Muskel-Skelett-Erkrankungen, Covid-19 sowie Kopfschmerzen oder Grippe lindern und sich sogar auf die Lebenserwartung positiv auswirken.«[12]

Darüber hinaus haben Laukkanen und Kunutsur festgestellt, dass Saunabaden die wohltuenden Wirkungen anderer Faktoren einer positiven Lebensführung noch verstärken kann, wie etwa viel Bewegung und ein gesundes Herz-Kreislauf-System; darüber hinaus kann es »die negativen Auswirkungen von Risikofaktoren wie Bluthochdruck, chronischen systemischen Entzündungen und einen niedrigen sozioökonomischen Status kompensieren«.

Mit anderen Worten: Wissenschaftlichen Erkenntnissen zufolge tut die Sauna sowohl dem Gehirn als auch dem ganzen Körper auf vielerlei Art und Weise ausgesprochen gut.

Was die Wissenschaft über das Saunabaden weiß

- Studien haben ergeben, dass Menschen, die mindestens viermal pro Woche in die Sauna gingen, ein 60 Prozent geringeres Schlaganfallrisiko hatten als Personen, die die Sauna nur einmal wöchentlich besuchten.
- Saunabäder werden mit einer verbesserten Lungenfunktion, mit höherer Lebenserwartung, gerin-

geren Schmerzen bei Arthritis, weniger Kopfweh und einer Stärkung des Immunsystems in Verbindung gebracht. Außerdem reduziert es das C-reaktive Protein, ein Bluteiweiß, das auf eine Entzündung im Körper hinweist.

- Weil die Hitze die Zellen an der Oberfläche der Blutgefäße erweitert, wodurch sich Durchblutung und Kreislauf verbessern, können regelmäßige Saunabesuche auch die Herz-Kreislauf-Funktion positiv beeinflussen.
- Ordentliches Schwitzen treibt überschüssige Flüssigkeiten aus dem Körper, wodurch die Belastung des Herzens reduziert wird.
- Da Saunabäder den Blutdruck herabsetzen, verringern sie auch die Gefahr von Bluthochdruck.
- Die Entspannung und das Wohlgefühl, die mit den Saunagängen verbunden werden, dürften auf die vermehrte Produktion von Hormonen, zum Beispiel Endorphinen, zurückgehen, die generell mit

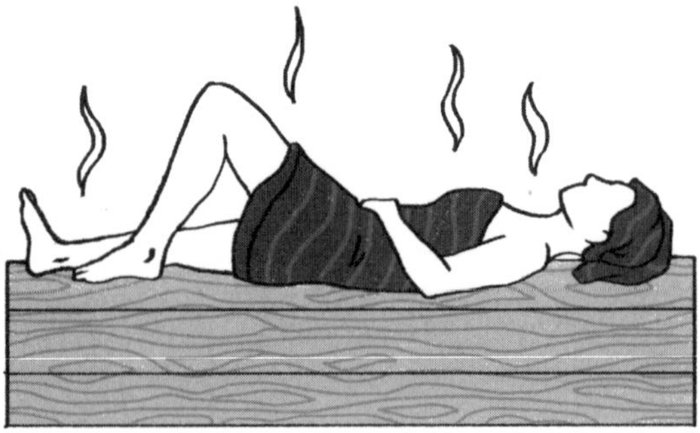

Gefühlen von Entspannung, einer verbesserten Stimmung sowie mit einer Reduktion von Schmerzen in Verbindung gebracht werden.

- Regelmäßige Saunabesuche verbessern die Aktivitäten des Gehirns und dürften auch mit einem verringerten Risiko einhergehen, an Demenz und Alzheimer zu erkranken.

Quelle: Prof. Jari A. Laukkanen, Kardiologe

In einer Gartensauna

Die Fahrt aufs Land führt uns zu Carita nach Hause. Das Häuschen, das sie mit ihrer Familie bewohnt, steht auf einem von Birken umgebenen Hügel. Die Gartensauna befindet sich, wie es für Finnland typisch ist, in einem separaten Gebäude – einer modernen Saunahütte mit Duschen und einem Gästezimmer.

Da es ein heißer Tag ist, sitzen wir draußen auf der Veranda und nehmen Caritas Angebot, uns kalte Getränke zu servieren, dankbar an. Hier, im Land der Mitternachtssonne, wird es im Sommer fast nie dunkel, und deshalb bleibt es auch noch lange bis in die Nacht hinein warm. Jetzt, Ende Juni, geht die Sonne nicht vor 23 Uhr unter und beginnt sich bereits vier Stunden später wieder zu zeigen.

Unserer Heiß-kalt-Routine entsprechend, statten wir dem Teich der Nachbarn einen kurzen Besuch ab, bevor wir wieder zu Carita zurückkehren und unseren Saunabesuch vorbereiten.

Auf dem Hof hat mein Junge entzückt das Trampolin entdeckt, das er später noch ordentlich traktieren wird, zusammen mit Caritas Sohn, der nur einige Jahre jünger ist und sich momentan noch beim Fußballtraining aufhält.

Carita und ich begeben uns an die Arbeit.

»Wir basteln uns jetzt einen Sauna-*vihta* (»Saunabesen«) und pflücken Blumen für ein schönes Fußbad«, sagt sie.

Wir sammeln junge Birkenzweige mit vielen weichen, frischen Blättern, und Carita zeigt mir, wie man sie zusammenbindet: mit einem speziell dafür ausgesuchten, besonders biegsamen Zweiglein. Der Saunabesen kommt dann in einen Eimer mit Wasser, damit er später, beim Schwitzen, schön weich ist. Um dem Kreislauf auf die Sprünge zu helfen, versetzt man sich mit dem Reisigbündel sanfte Schläge. Zudem sorgt es für einen schönen frischen Duft in der Schwitzstube.

Allerdings kommen Saunabesen heutzutage fast nur noch bei besonderen Gelegenheiten zum Einsatz wie etwa an Mittsommer oder zu Weihnachten. Oder auch im Rahmen der traditionellen Saunazeremonien, die gerade ein Comeback erleben.

Sobald der Besen fertig ist, gehen wir Blumen für unser Fußbad pflücken, gelbe Butterblumen, lila Glockenblumen und andere Wiesenblumen. Carita hebt auch ein paar Tannenzapfen auf und steckt sie in ihre Tasche.

Der Saunabesen – Herstellung und Verwendung

Ein *vihta* oder *vasta* (»Saunabesen«) besteht gewöhnlich aus Birkenzweigen, allerdings werden in bestimmten Regionen auch Erlen-, Ebereschen-, Weiden-, Wacholder-, Fichten- oder Kiefernzweige verwendet. Eingesetzt werden sollte der Besen erst nach einigen Minuten in der Sauna, wenn die Haut schon angefangen hat, sich zu erwärmen. Dann klopfst du dich damit sanft ab oder streichst über deinen Körper, um den Kreislauf und den Prozess des Schwitzens anzuregen. Du kannst aber auch eine der anderen Saunabesucher*innen bitten, dir diesen Gefallen zu tun.

- Pack ein scharfes Messer ein und nimm einen Korb für die Zweige mit.
- Für einen Saunabesen benötigst du 30 bis 40 Zweige von circa 50 Zentimetern Länge. Die genaue Anzahl hängt ganz davon ab, wie buschig du deinen Besen haben möchtest.
- Such dir einen etwa einen Meter langen biegsamen Zweig und entferne die Rinde. Ihn kannst du später nehmen, um das Reisigbündel zusammenzubinden.
- Leg die Hälfte der Zweige mit der Unterseite der Blätter nach oben hin. Damit verhinderst du, dass sie nachher an deiner Haut kleben bleiben. Dann

dreh dieses Bündel um und arrangiere die andere Hälfte der Zweige auf dieselbe Art. Entferne in Höhe des späteren Besengriffs alle störenden Blätter und Zweige.

- Sobald das Bündel dick genug ist, kannst du es zusammenbinden. Spitz dafür das eine Ende des entrindeten Zweiges an und beginne vom anderen Ende her, es so um die gebündelten Zweige zu wickeln, dass eine Art Griff entsteht.
- Schieb das angespitzte Ende des Zweiges unter den Windungen, die den Griff bilden, durch und verknote es zweifach.
- Sobald dein Besen fertig ist, schneidest du den Griff bündig ab und entfernst alle spitzen Stellen, die sich eventuell noch an ihm befinden.
- Damit der Besen nicht austrocknet, sollte er zwischen den Anwendungen in kaltem Wasser stehen. Nach jedem Saunagang sollte er an einem kühlen, trockenen Ort aufbewahrt werden, an dem er nicht dem Sonnenlicht ausgesetzt ist. Nach dem Sau-

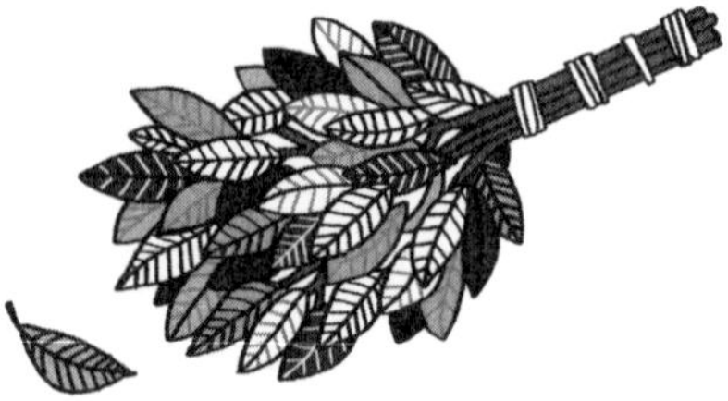

nabad spülst du ihn in lauwarmem Wasser aus und hängst ihn mit den Blättern nach unten zum Trocknen auf. So kannst du deinen Besen mehrere Male verwenden.

- Wann immer keine frischen Zweige zur Verfügung stehen, kannst du dich mit einem der fertig gekauften Saunabesen behelfen, die in einem Netz oder in Plastik verpackt angeboten werden. Weiche ihn vor der ersten Verwendung über Nacht ein, damit er weich genug ist, sobald es darauf ankommt, und auch die ätherischen Öle in den Zweigen aktiviert werden.

Quelle: Carita Harju, *Saunafulness*

Geschäftsideen

Die ersten Aha-Erlebnisse, die sie zu ihrer Geschäftsidee in Sachen Sauna inspirierten, hatte Carita schon vor Jahrzehnten, zunächst während ihres Studiums in England und dann in Spanien, wo sie als Reiseführerin arbeitete.

»Da ist mir klar geworden, dass die Sauna, wie ich sie in Finnland kannte und immer für eine Selbstverständlichkeit gehalten hatte, anderen Kulturen eher fremd war«, sagt sie.

»Zu der Zeit gab es weder in England echte Saunen noch in den anderen Ländern, in denen ich gelebt habe, zum Beispiel in

Australien, und ich musste immer lange suchen, bis ich eine gefunden hatte. Wenn ich meine Freundinnen und Freunde dann dorthin mitgenommen habe, waren sie jedes Mal absolut begeistert. Dass Saunen außerhalb Finnlands so selten waren, hat mich dazu gebracht, darüber nachzudenken, wie ich sie bekannt machen könnte. Und so kam es dann 2010 zur Gründung meines Unternehmens Sauna from Finland.«

Weil es zu ihrem Beruf gehört, hat Carita schon Hunderte von Saunen in Finnland und auf der ganzen Welt besucht und im Hinblick darauf geprüft, ob sie den Echtheitsstandards und -kriterien entsprechen. Die Sauna bei ihr zu Hause aber ist und bleibt ihr Heiligtum, weil sie der Ort ist, an dem sie wirklich loslassen und sich mit ihrem Mann und ihrem Sohn entspannen kann.

»Manche Familien versammeln sich abends um den Esstisch herum zu einer gemeinsamen Mahlzeit. Wir treffen uns stattdessen jeden Abend in der Sauna, um zu relaxen und uns gegenseitig zu erzählen, was der Tag uns so gebracht hat«, sagt Carita.

Die tägliche Sauna

»Schon als ich noch ein Kind war, gehörte die Sauna in unserer Familie nicht nur zum Alltag, wir haben sie auch mit unseren Freunden geteilt und waren bei besonderen Anlässen zusammen schwitzen. Und was mich selbst betrifft – es gibt nichts, was für mein Wohlbefinden wichtiger wäre«, sagt Carita.

»Ich kann mich an keine Zeit und keine wichtige Situation erinnern, in der ich nicht in die Sauna gegangen wäre. Ich hab mich auf die Bank gesetzt, wenn ich müde war, Schmerzen hatte oder mich schlecht gefühlt habe, wenn mir nach Feiern zumute, wenn ich frisch verliebt war und auch, als ich gerade entbunden hatte. Wenn ich dann rauskam aus der Sauna, war ich immer entspannt, fühlte mich getröstet, steckte voller Hoffnungen, Ideen und Lösungen. Für mich ist die Sauna wie eine gute Freundin, die nie etwas bewertet oder verurteilt. Die einfach nur zuhört und mich tröstet – selbst in meinen schwierigsten Zeiten.«

Carita geht, wenn nicht täglich, dann doch mindestens fünf Mal pro Woche in die Sauna. Und wie sie sagt, war ihre Gartensauna auch der Hauptgrund, warum sie und ihr Mann das Haus überhaupt gekauft haben, in dem sie heute wohnen.

Wie viele Finninnen nahm auch sie ihren Sohn zum ersten Mal in eine – allerdings nicht sehr heiße – Sauna mit, als er erst wenige Monate alt war.

»Zu der Zeit hatte er eine leicht verstopfte Nase, und die milde, feuchte Luft in der Sauna hat ihm gutgetan. Seither liebt er das Dampfbad und ist mein liebster Saunagefährte. In der Sauna können wir uns verschiedene Entspannungskuren gönnen, zum Beispiel eine Honig-Gesichtsmaske oder ein Kräuterfußbad, oder wir reden einfach nur ungestört miteinander. Nach der Sauna essen wir eine Kleinigkeit zusammen und trinken den Beerensaft von meiner Mutter.«

In diesem Zusammenhang erwähnt Carita auch, dass man sich nach der Sauna am besten mit einer guten Feuchtigkeitscreme verwöhnt.

Nach dem Sport

Earric Lees Dissertation an der Universität von Jyväskyla zufolge tut ein Saunabesuch nach dem Sport nicht nur den Muskeln gut, sondern auch dem Herz-Kreislauf-System. Und zwar, weil die Wärme den Puls beschleunigt und die Durchblutung verbessert, sodass der gesamte Körper mit mehr Sauerstoff versorgt wird.[13]

Natürlich ist die Saunahitze auch zur Entspannung und Regeneration im Anschluss an den Sport gut. Der Saunabesuch nach dem Laufen ist in Finnland so verbreitet, dass er sogar einen eigenen Namen hat: *lenkkisauna*. Wie mittlerweile als erwiesen gilt, trägt die feuchte Hitze nach dem Sport zur Entspannung der Muskeln bei und hilft gegen Muskelkater, weil sie den Blutkreislauf anregt, der wiederum den Stoffwechsel anheizt. Dadurch wird dann die Milchsäure ausgeschwemmt, die bei starker Belastung in den Muskeln entsteht. Und da wir in der Sauna durchschnittlich einen halben Liter Flüssigkeit ausschwitzen, ist es außerordentlich wichtig, genügend zu trinken.

Übrigens hilft gegen Muskelkater auch ein kaltes Bad oder eine kalte Dusche nach der Sauna. Weil dadurch Stoffwechselschlacken schneller aus dem Gewebe entfernt werden, was letztlich auch die allgemeine sportliche Leistung fördert.

Dehnübungen in der Sauna
Die Sauna eignet sich perfekt nicht nur zum Entspannen, sondern auch zum Dehnen der Muskulatur, und zwar genauso nach leichter Bewegung wie nach anspruchsvollem Training. Das verhilft den Muskeln und Gelenken zu verbesserter Beweglichkeit und Kräftigung. Einfach ausgedrückt: Eine gesunde Muskulatur ist weniger anfällig für Verletzungen.

Das Stretchen hilft auch gegen Muskelverspannungen und trägt zur Verbesserung von Haltungsproblemen bei, die unter Menschen mit vornehmlich sitzender Beschäftigung weit verbreitet sind. Um dich zu lockern, versuch es einmal mit sanften kreisenden Bewegungen der Hand- und Fußgelenke, zieh dann die Schultern bis zu den Ohren hoch und lass sie wieder fallen.

Saunafulness – erfüllt von der Sauna

Weil niemand sein Handy oder andere Gerätschaften mit in den Schwitzraum nimmt, bietet die Sauna uns eine hervorragende Gelegenheit, eine achtsame Pause von der anstrengenden Welt da draußen zu nehmen. Eine Pause, in der es nur darum geht, ganz im Hier und Jetzt zu sein.

»Wenn ich so auf der Saunabank liege, bin ich ganz Ohr für meinen Körper«, sagt Carita. »An manchen Tagen möchte er sanft gedehnt werden oder braucht ein schönes Fußbad, an anderen reicht ihm einfach ein gut heißes Dampfbad. Sobald ich mir die Zeit nehme, innezuhalten, zu entspannen und in mich hineinzuhören, wird mir bewusst, ob mein Rücken verspannt ist oder ich zum Beispiel Sorgen habe. Und je nachdem passe ich den Saunagang dann meinen Bedürfnissen an. Das nenne ich Saunafulness.

Ein Saunabad ist gut für die Gesundheit, davon bin ich fest überzeugt. Und dass ich selten krank werde und es mir insgesamt ziemlich gut geht, verdanke ich vor allem dem Umstand dieses regelmäßigen schönen Schwitzens. Sobald ich merke, dass bei mir eine Erkältung im Anzug ist, gebe ich ein paar Tropfen organisches Eukalyptusöl ins *Löyly*-Wasser und verwandele die Sauna so in ein heilsames Dampfbad«, sagt Carita.

Der sanfte Wasserdampf befreit Stirn- und Nasennebenhöhlen sowie den Kehlbereich; außerdem kann er schmerzlindernd wirken und lockert die Muskulatur. Zwar werden auf Dauer auch regelmäßige Saunabäder nicht verhindern, dass du einmal krank wirst; Studien haben jedoch ergeben, dass sie die Abwehrkräfte stärken, und damit sinkt auch das Risiko, sich die Grippe, Erkältungen und andere Viruserkrankungen der Atemwege zuzuziehen.[14]

Anwendungen

- Salz wird seit Jahrtausenden zu Heilzwecken eingesetzt, weil es sowohl über antibakterielle als auch antientzündliche Eigenschaften verfügt. Die alten Griechen und Römer etwa nahmen Bäder in warmem Salzwasser bei ganz unterschiedlichen Beschwerden – zum Beispiel Erkrankungen der Atemwege und Problemen mit der Haut.
- Meersalz wirkt wie ein Peeling und hat reinigende, abschwellende sowie antientzündliche Wirkung. Außerdem tut es der Haut einfach gut und durchfeuchtet sie. In der Hitze der Sauna kann man es direkt auf die Haut auftragen und einmassieren, bis sich die Salzkristalle aufgelöst haben.
- Zu den reinsten Salzsorten gehört das Himalajasalz.
- Auch die heilende Wirkung von Honig ist schon sehr lange bekannt. Honig wirkt sowohl antibakteriell als auch reinigend; er spendet Feuchtigkeit und kann zur Behandlung von Hautausschlägen verwendet werden. Seine Inhaltsstoffe schützen und nähren die Haut, klären sie und lassen sie strahlen.
- Honig kann auch als Feuchtigkeitscreme verwendet werden. Zu diesem Zweck trägst du in der Wärme der Sauna einfach flüssigen Honig auf die

Haut auf und lässt ihn mindestens zehn Minuten einwirken, bevor du ihn mit warmem Wasser abspülst.

- Für ein Honig-Peeling trägst du eine Mischung aus drei Teelöffeln flüssigem Honig und zwei Teelöffeln Zucker in einer dünnen Schicht auf die Haut auf. Du kannst die Mischung auf Gesicht, Dekolleté, aber auch dem ganzen Körper anwenden. Lass sie mindestens zehn Minuten einwirken, bis du sie mit warmem Wasser wieder abspülst.

Geschenke der Natur

Caritas Praxis der Saunafulness, einer Mischung aus Achtsamkeit und Entspannung gepaart mit erholsamen Übungen und vielfältigen Möglichkeiten zur Haut- und Schönheitspflege, beruht zu einem großen Teil auf Naturprodukten des lokalen Waldes.

Auf der Veranda geben wir die Wildblumen, die wir für das Fußbad vor dem Saunagang gesammelt haben, in warmes Wasser. Außerdem haben wir ein wenig Badesalz hinzugefügt, das die Haut weich macht und die Füße entspannt.

Doch vor dem Fußbad holt Carita die Tannenzapfen aus ihrer Tasche und legt sie auf den Boden. »Da kannst du drauftreten oder mit deinen Füßen die Zapfen vor- und zurückrollen, als Massage«, erklärt sie. Nennen wir es Fußreflexzonenmassage nach Art des Waldes.

Während wir unser Fußbad nehmen, trinken wir noch etwas Wasser, denn auch vor dem Schwitzen sollte man dem Körper schon reichlich Flüssigkeit zuführen. Jetzt spricht Carita weiter und erklärt mir die Bedeutung, die ihre Sauna für sie hat.

»Unsere Gartensauna ist eigentlich nichts Besonderes, trotzdem pflege ich sie, so gut ich kann«, sagt sie. »Im Sommer schleife ich die Holzflächen ab und die Saunatextilien wechsele ich mehrmals im Jahr, weil mir dieser Ort wirklich wichtig ist.«

Die Ausstattung von Saunen wird von ganz bestimmten Materialien dominiert. Für die Oberflächen verwendet man seit einigen Jahrzehnten hitzebehandeltes Erlenholz, da es sehr strapazierfähig ist und kein Harz ausscheidet. Im Unterschied zu früher wird heute praktisch kein Fichten- und Kiefernholz mehr eingesetzt.

Wechselnden Temperatur- und Feuchtigkeitsverhältnissen gegenüber ist Holz ziemlich unempfindlich; außerdem hat es antibakterielle Eigenschaften. Da Holz darüber hinaus porös ist, trocknet es auch ziemlich schnell und sorgt alles in allem für eine sichere, saubere Atmosphäre.

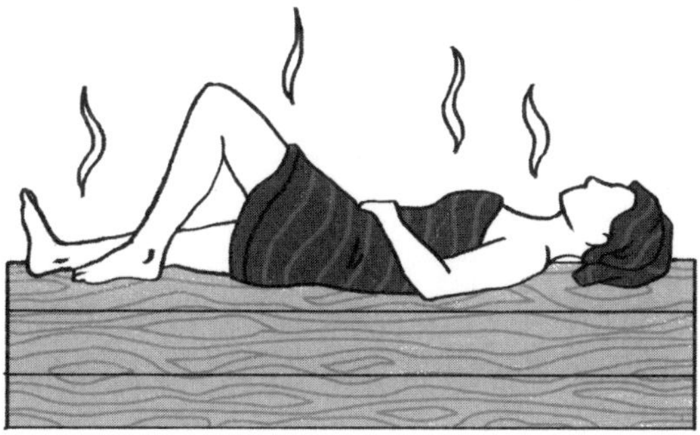

Wie Carita mir erklärt, kommt es entscheidend darauf an, dass das Material der Saunabänke die Wärme nicht leitet, hohen Temperaturen sowie großer Feuchtigkeit widersteht und formbeständig ist. Alles, was kein Holz ist, zum Beispiel Kacheln, Ziegel, Glas oder Metall, ist ungeeignet, weil es sich dabei um Hitzeleiter handelt. »Deshalb nehmen wir auch nie etwas aus Glas mit in die Sauna«, sagt Carita.

Die Bänke sind mit die sichtbarsten Bestandteile der Sauna. Deshalb wird auf ihre Anordnung auch besonders viel Sorgfalt verwandt. Die räumliche Verteilung der Bänke variiert natürlich je nach Raum, traditionell aber steht an einer Wand der Ofen, und die Sitzgelegenheiten gruppieren sich in einiger Entfernung L- oder U-förmig um ihn herum.

Wichtig ist, dass die Bänke die richtige Höhe haben. So sollte etwa die unterste Sitzfläche höher gelegen sein als die Ofensteine, und die oberste ist im Idealfall so angebracht, dass sich die Füße der dort Platzierten oberhalb des Ofens befinden. In diesem Zusammenhang spricht man in Finnland vom »Gesetz des *löyly*«.

Weitere für die Einrichtung der Sauna wichtige Faktoren sind die Be- und Entlüftung sowie die Entwässerung. Auch die Saunaofensteine werden ein- bis zweimal im Jahr kontrolliert und ausgewechselt, sobald sie Sprünge haben oder Anzeichen anderer Beschädigungen an den Tag legen.

***

In Caritas Sauna stehen zwei Öfen, ein holzbetriebener und ein elektrischer, allerdings wird immer nur einer davon beheizt. Auf den Bänken hat Carita Saunatücher aus buntem Leinen und kleine Kissen verteilt. Im sanft durch die Fenster einfallenden Licht ist das ein heimeliger, einladender Anblick.

Während wir uns mit unseren frischen Birkenbesen in der Hand auf ein wohliges Dampfbad vorbereiten, zeigt mir Carita, mit welcher Intensität ich mir Arme, Brust, Rücken und Beine bearbeiten soll. Das dabei entstehende Gefühl erinnert mich an eine Massage, nur dass es statt kurzer Handkantenschläge weiche Birkenzweige sind, die auf meine Haut treffen.

Der Duft nach frischem Birkengrün rundet das Saunaerlebnis perfekt ab – die Birke ist übrigens der Nationalbaum Finnlands.

Wie sich herausstellt, ist Caritas Saunafulness eine Erfahrung für alle Sinne. Während wir die Hitze genießen, schlägt sie mir vor, die Augen zu schließen und mich zu entspannen, dabei aber die Ohren zu spitzen. Mit geschlossenen Augen nehme ich die Geräusche im Raum viel bewusster wahr: zum Beispiel das einzigartige Zischen, das entsteht, wenn das *Löyly*-Wasser auf die heißen Ofensteine trifft. Aber auch die Stille kann man schön genießen.

Nachdem ich die Augen wieder geöffnet habe, machen wir ein paar sanfte Übungen. Eine leichte Drehung des Oberkörpers mit aneinandergelegten Händen öffnet meine Schulter- und Nackenpartie, die aufgrund meiner häufig langen Bildschirmzeiten leider ziemlich verspannt ist.

Die Kraft der Einfachheit

»Für mich ist die Sauna kein Ort, sondern eher eine Art Landschaft für die Seele«, sagt Carita.

Als kleines Kind hockte sie bei der traditionellen samstäglichen Familiensauna auf einer der kühleren unteren Bänke, während ihre Eltern in den höheren heißeren Regionen Platz genommen hatten. Anschließend bekamen Carita und ihre Geschwister zur Feier des Tages eine Brause spendiert.

Wie sie mir erzählt, ging ihre Großmutter auch in ihren Achtzigern noch allwöchentlich in die Sauna. Als sich ihr Augenlicht verschlechterte, war sie nicht nur der Gesellschaft und des Rituals wegen auf Caritas Begleitung angewiesen, sondern auch, damit die Enkelin sie sicher zu ihrer Bank brachte und sich um den *löyly* kümmerte.

Bei Caritas ganzen Rezepten für hausgemachte Schönheitsbehandlungen mit natürlichen Zutaten wie Honig, Blüten und anderen Pflanzenbestandteilen geht es im Grunde immer nur um eines: um Einfachheit. Da ist nichts Künstliches dran und auch nichts, was von weit her geliefert werden müsste.

Unsere Kommentare zu den verschiedenen kulturellen Ansätzen rund um die Sauna laufen eigentlich stets auf ein- und dasselbe hinaus: auf Schlichtheit und Respekt vor der Natur, der fester Bestandteil finnischer Lebensart ist.

Carita erzählt von einem Treffen mit Dampfbad-Begeisterten, die extra nach Finnland geflogen waren, um an einem Saunamarathon teilzunehmen: 16 bis 20 verschiedene Saunen in 24 Stunden, wobei die Leute zwischen den Saunagängen sogar noch gerannt sind! Kein Wunder also, dass sie hinterher einen absolut erschöpften Eindruck machten.

Allein schon die Idee eines solchen Saunamarathons steht im totalen Gegensatz zum Grundgedanken der finnischen Sauna. Bei der nämlich geht es keinesfalls um Leistung oder einen Konkurrenzkampf, den der gewinnt, der am längsten schwitzt. Denn im Kern dreht sich in der Sauna alles um Entspannung: zu lernen, auf den Körper zu hören, und zu erkennen, dass mitunter ein fünfminütiger Saunagang richtig sein kann und bei anderer Gelegenheit ein weit längerer Aufenthalt darin guttut.

Ich erwähne in diesem Zusammenhang gern die Suche nordamerikanischer Freunde von mir nach dem »Sauna-Geheimrezept«. Sie wollten ganz genau wissen, wie viel Zeit sie bei welcher Temperatur investieren müssten, um dem Dampfbad seinen maximalen gesundheitlichen Nutzen zu entlocken. Abgesehen davon, dass die Leute allein schon mit dieser Frage völlig falschlagen, zeigt diese Geschichte noch etwas anderes: nämlich, dass sich in unseren konsumorientierten Gesellschaften alles ums Geschäft dreht, man sieht in allem eine Art Handel, bei dem man den höchstmöglichen Gewinn einstreichen will. Genau darauf beruht das Verlangen nach genauen Anweisungen zum Saunabad, nach präzisen Regeln, was Dauer und Temperatur angeht.

In der finnischen Sauna gibt es keinen Wettbewerb. Alle Besucher und Besucherinnen werden genauso akzeptiert, wie sie sind, ganz unabhängig davon, wie lange sie schwitzen. Alle Saunagäste sollten sich wohlfühlen, weshalb es auch so wichtig ist, dass man die anderen fragt, bevor man noch mehr Wasser auf die Steine schöpft. Wer die anderen ausstechen will, indem er besonders viel Dampf erzeugt, zeigt damit nur, dass er oder sie nicht das Geringste begriffen hat.

Ein sicherer Ort

»In der Sauna fällt es mir leicht, mich anderen zu öffnen«, sagt Carita zu mir. »Wenn man nicht will, braucht man nichts zu sagen; wenn aber doch, kann man sich im Dampf alles von der Seele reden.«

Carita ist sehr kontaktfreudig und gesellig; an dem Stereotyp, Finn*innen wären introvertiert oder jedenfalls Fremden gegenüber reserviert, ist trotzdem etwas dran. Und während Finnland also nicht gerade das Gelobte Land des Smalltalks sein mag, gibt es doch eine Ausnahme von dieser Regel: die Sauna. Dort können alle den Mund aufmachen und viele tun es auch; besonders im öffentlichen Dampfbad, in dem es üblich ist, das Gespräch mit Fremden zu suchen. Menschen, die neu nach Finnland kommen, sind sogar häufig überrascht, wie gesellig die Leute in der Sauna sein können – ganz anders als im beruflichen Bereich, in den Geschäften oder öffentlichen Verkehrsmitteln.

Einer kürzlich veröffentlichten Studie des Karolinska-Instituts im schwedischen Stockholm zufolge kann es sogar zur Linderung von sozialen Phobien beitragen, den Schweiß Fremder zu riechen. Das dürfte ein weiterer Grund für den ungezwungenen Umgang in der Sauna sein – und das selbst mit Unbekannten.[15]

Die heilige Rauchsauna

Im Zuge unserer Erkundung der verschiedenen Dampfbäder und Anwendungen begeben Carita und ich uns einige Monate später in die weltgrößte Rauchsauna: Tupaswilla im mittelfinnischen Laukaa.

Carita hat uns für einen traditionellen Frauenabend in der Sauna angemeldet, inklusive einer Behandlung mit Heiltorf, einem Nationalschatz, der für seine gesundheitsfördernden Wirkungen bekannt ist. Diese einmal monatlich stattfindenden Abende erfreuen sich so großer Beliebtheit, dass sie oft ausgebucht sind.

Der an Schlamm erinnernde Naturtorf wird normalerweise in Saunen nur selten angewendet, weil er einer besonderen Behandlung bedarf und darüber hinaus eine schmutzige Angelegenheit sein kann.

Die finnische Gynäkologin Leena Larva studiert schon seit Jahrzehnten die Wirkungsweise von Torf, der sowohl antimikrobielle als auch antientzündliche Eigenschaften hat. Wie ihre Forschungen ergeben haben, stimulieren »regelmäßige Heiltorfbehandlungen das Lymphatische System und verbessern das Wohlbefinden und die Schlafqualität; Frauen in den Wechseljahren berichten über die Linderung von Symptomen wie Nachtschweiß, Schlafstörungen und Energiemangel«.[16]

In ihrer Privatklinik bei Tampere verwendet Larva für ihre speziellen Sauna- und Kaltwasserbehandlungen hochsterilen Torf, mit dem sich die Saunabesucherinnen von Kopf bis Fuß einreiben – was auf Fotos ziemlich lustig aussieht.

***

An einem sonnigen Septembertag treffen Carita und ich in Tupaswilla ein, einer Ansammlung traditioneller Holzhäuser, die mitten in der Natur um einen Teich herum gebaut wurden. Bevor wir uns auf unser Saunaerlebnis vorbereiten, gehen wir durch den Wald und schauen uns um.

Die Region ist sowohl für die dortigen Lehrpfade bekannt als auch für ihre Geschichte. Wenige Kilometer von den Birken und Kiefern entfernt, an denen wir stehen bleiben, befinden sich die Felsenmalereien von Saraakallio, die teilweise bis zu 7000 Jahre alt sind. Am Ufer des Saraavesi Sees ist eine über 40 Meter hohe Felsformation mit mehr als 100 Felsmalereien zu bewundern, von denen ein guter Teil nur fragmentarisch erhalten ist. Sie stellen das größte zusammenhängende Ensemble derartiger Bilder in Fennoskandinavien dar.

Wir schlendern zur großen *mahtisauna* (»mächtigen Sauna«) hinüber, in der sich 160 Gäste auf einmal aufhalten können. An gemischten Abenden tragen die Männer und Frauen Badekleidung, an reinen Männer- oder Frauentagen lautet die Kleiderordnung textilfrei.

Eine der traditionellen Badefrauen nimmt uns in Empfang, eine freundliche Person, die ein langes Schürzenkleid und ein Kopftuch trägt, um uns durch den Abend zu begleiten. Wie ihre Kolleginnen wird sie Wasser aus einem Krug servieren und so dafür sorgen, dass wir genügend Flüssigkeit zu uns nehmen.

Das Holz, aus dem das Saunagebäude besteht, zu dem auch ein geräumiger Umkleidebereich gehört, stammt schon aus dem

17. Jahrhundert. Viele der Materialien im Inneren wurden wiederverwendet, und das frische Wasser zum Duschen kommt aus einem Teich hundert Meter weiter.

Inmitten fröhlichen Geschnatters ziehen wir uns aus und gehen uns duschen, bevor wir den Heiltorf auf unsere nackte Haut auftragen.

Der Heiltorf hat Raumtemperatur und befindet sich in einem großen grünen Eimer, der auf einem Holzschemel steht. An Stellen, die sich nur schwer erreichen lassen wie dem Rücken, tragen sich viele der Frauen die Masse gegenseitig auf. Obwohl dem persönlichen Raum in der finnischen Saunatradition großer Respekt entgegengebracht wird und man sich eigentlich nicht gegenseitig anfasst, helfen die Menschen einander doch immer gern, wenn es etwa ums Rückenwaschen oder – wie in diesem Fall – Heiltorfauftragen geht.

Carita, die schon oft hier war, empfiehlt mir, den Torf großzügig vor allem auf den Körperstellen zu verteilen, an denen meine

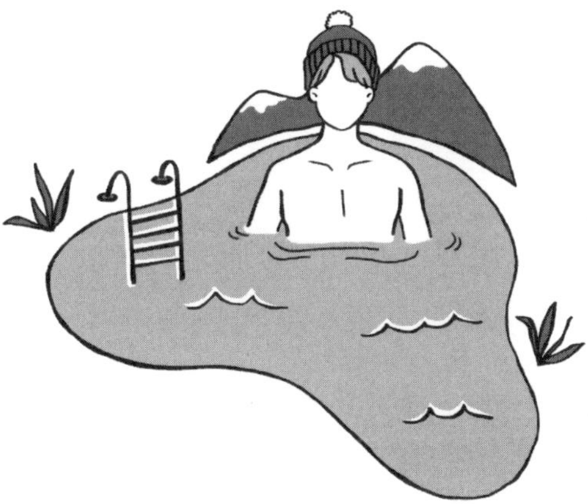

Muskulatur besonders zu Schmerzen neigt. Also trage ich ihn mir dick auf Nacken und Schultern auf, diejenige Partie meines Körpers, die mir nach den üblichen vielen Stunden am Laptop oft wehtut.

Nachdem wir uns gegenseitig den Rücken mit der braunen Masse eingerieben haben, öffnet Carina die Tür und wir begeben uns in die wirklich große Sauna; die Sitzunterlagen, die die Bänke vor Verunreinigungen durch den Torf schützen, haben wir bei uns.

Während wir den schwach beleuchteten Schwitzraum betreten und an dem massiven Ofen vorbeigehen, der 5000 Kilogramm wiegt und sieben Stunden braucht, bis er voll aufgeheizt ist, fühle ich mich als Gast einer heiligen Zeremonie. Die sanfte Wärme fühlt sich gut und einladend an.

Wir gehen die Stufen hinauf und suchen uns Plätze unter Dutzenden Frauen aller Altersstufen, Körperformen und Größen. Ich empfinde eine große Ruhe und Akzeptanz. Hier werden alle exakt so genommen, wie sie sind. Niemand kümmert sich um die Probleme, die die anderen womöglich mit ihrem Körper haben. Wir sitzen einfach alle nackt da. Und dieses bloße Sein fühlt sich herrlich befreiend an. Hier, wo sich alles ums Wir dreht, tritt das Ich in den Hintergrund. Wir alle haben teil an einer gemeinschaftlichen Erfahrung mit langer Tradition.

Wir lassen Hitze und Torf ihre Magie entfalten. Empfohlen wird eine Verweildauer von 20 Minuten, allerdings sollte man in erster Linie auf den eigenen Körper hören und nur so lange in der Wärme bleiben, wie es sich gut anfühlt. Während der gesamten Zeit bieten uns die Badefrauen aus einem Krug Wasser an, um sicherzustellen, dass wir auch genügend trinken.

Gleich zu Beginn weist mich Carita darauf hin, wie viele junge Frauen da sind. »Unter den zwanzig- und dreißigjährigen Frauen wächst das Interesse an traditionellen Saunaanwendungen und -abenden. Das fällt mir seit Kurzem immer wieder auf«, sagt sie.

Sobald uns die Hitze unter dem Dach der Sauna zu viel wird, setzen wir uns etwas tiefer und weiter seitlich. Die Ruhe, die ich hier empfinde, wird mir vor allem deshalb bewusst, weil sie eher nicht meiner Natur entspricht.

Sobald wir so weit sind, gehen wir raus, um uns im Teich vom Torf zu befreien. Die Wassertemperatur beträgt 15 Grad Celsius, gerade noch kühl genug, um erfrischend zu sein, und ausreichend warm, damit sich der Torf noch gut entfernen lässt.

Carita beeindruckt mich damit, dass sie, ohne zu zögern, direkt in den Teich geht und eine Runde schwimmt.

»Schon im Spätsommer habe ich angefangen, mich ins immer kühlere Wasser vorzuwagen«, sagt sie, »als Vorbereitung auf mein erstes Winterbad.«

Einem finnischen Sprichwort zufolge sind Frauen immer am schönsten, wenn sie gerade aus der Sauna kommen.

Die Pluspunkte des Heiltorfs

- In einigen mitteleuropäischen Bädern wurde Heiltorf bereits im 17. Jahrhundert verwendet; in der Sauna fand er allerdings zuerst in Finnland Einsatz.
- Heiltorf entstammt den finnischen Mooren; Hygieneprüfungen gewährleisten seine Reinheit. Je mehr Huminsäure er enthält, desto größer ist die therapeutische Wirkung des Heiltorfs. Obwohl er aussieht wie Schlamm, handelt es sich bei ihm um eine äußerst reine Substanz mit virenhemmenden, antimykotischen und antibakteriellen Eigenschaften.
- Da Hitze ihre Wirkungen intensiviert, eignen sich Saunen und Spas besonders gut für Anwendungen mit Heiltorf. Der wird dafür auf die Haut aufgetragen und kann anschließend in der Sauna gut einwirken.
- Eine Heiltorfanwendung beim Saunabad verfeinert und klärt die Haut; sie empfiehlt sich aber auch zur Behandlung verschiedener Beschwerden, etwa bei Arthritis, gynäkologischen oder urologischen Problemen. Aus Studien, die in Finnland durchgeführt wurden, geht darüber hinaus hervor, dass Heiltorfbehandlungen auch gegen Schlafstörungen und Wechseljahresbeschwerden hilfreich sind.

Tipps für die Heiltorfanwendung in der Sauna

- Leg dir zum Schutz der Saunabank ein großes Badetuch oder Laken unter.
- Trag dir den Heiltorf auf die Haut auf, besonders an Stellen, die deiner besonderen Beachtung bedürfen, zum Beispiel bei Muskelkater.
- Wenn du magst, kannst du die Körperstellen, auf die du den Heiltorf aufgetragen hast, mit einem feuchten Tuch oder Handtuch bedecken, um die Wirkung zu intensivieren; erforderlich ist das aber nicht.
- Genieß die Saunawärme. Wenn dir während der Anwendung der Schweiß ausbricht, kann das nur gut sein.
- Rubbel dir den Torf unter der Dusche mit einem Tuch oder Waschlappen und warmem Wasser ab oder geh eine Runde schwimmen.

Sobald wir geduscht und uns umgezogen haben, gehen wir in den Hauptspeisesaal in einem anderen Holzhaus zum Abendbrot. Hier gibt es frisch gebackenes Brot, für das ein 170 Jahre alter Sauerteigansatz verwendet wurde. Dazu wird salzig Eingelegtes gereicht, ein klassisches Mittel, um nach der Sauna den Salzhaushalt wieder aufzufüllen.

Erst als ich schon wieder im Zug nach Helsinki sitze, fällt mir auf, dass meine Nackenschmerzen vollkommen weg sind. Und in der folgenden Nacht schlafe ich so gut wie seit Monaten nicht mehr.

Das Birkenfußbad – eine Anleitung

Zutaten:

- einige Hände voll Birkenblätter, frisch oder getrocknet, drei Liter heißes Wasser, 1 Liter kaltes Wasser
- 100 Gramm Meersalz

Zubereitung

- Nimm dir eine Waschschüssel, die groß genug ist, dass deine Füße hineinpassen. Gib die Birkenblätter hinein und bedecke sie mit heißem Wasser. Lass die Mischung circa eine Viertelstunde ziehen.
- Gib das Meersalz hinzu und rühr so lange um, bis es sich aufgelöst hat. Alternativ kannst du das Salz auch in einer kleinen Schüssel in etwas warmem Wasser auflösen und es dem Birkenwasser dann hinzufügen.
- Gieß gerade so viel kaltes Wasser in das Fußbad, dass du seine Temperatur als angenehm empfindest.

Anmerkung: Nimmst du das Fußbad in der Sauna, verwendest du am besten lauwarmes oder kaltes Wasser. Das hilft gegen müde und geschwollene Füße und verbessert die Durchblutung. Manche Saunagäste haben sogar den Eindruck, dass ihnen ein kaltes Fußbad hilft, ihr Dampfbad länger zu genießen.

Kapitel 4

Kontrasttherapie: Superkraft für starke Frauen

Finnland ist international zwar für die Gleichberechtigung der Geschlechter bekannt, doch hinter den Kulissen sieht die Geschichte schon wieder ganz anders aus.

Das Land im Norden kann durchaus mit einigen Pionierleistungen in Sachen Gleichberechtigung aufwarten. So war Finnland etwa 1906 das erste Land, das Frauen die vollen politischen Bürgerrechte eingeräumt hat. Der Tag der Gleichberechtigung wird immer am 19. März gefeiert, dem Geburtstag der Schriftstellerin und Frauenrechtlerin Minna Canth (1844–1897).

Im 21. Jahrhundert hat es bislang schon einige bemerkenswerte finnische Spitzenpolitikerinnen gegeben, unter anderem die frühere Präsidentin Tarja Halonen, die sich in ihren zwei Amtszeiten 2000 bis 2012 großer Beliebtheit erfreute, und die ehemalige Ministerpräsidentin Sanna Marin, die in ihrer vierjährigen Regierungsperiode 2019 bis 2023 zu den weltweit jüngsten Top-Politiker*innen gehörte. Als es Marins von Frauen geführter

Regierungskoalition gelang, größere Krisen erfolgreich zu meistern, darunter die Corona-Pandemie und Russlands Einmarsch in die Ukraine, erhielt sie dafür aus vielen Teilen der Welt großen Applaus.

Doch allen internationalen Beifallsbekundungen zum Trotz bleibt, was Geschlechterfragen und Gleichberechtigung angeht, auch in Finnland noch einiges zu tun. So herrscht auch dort immer noch der berüchtigte Gender Pay Gap, bestimmte Wirtschaftsbereiche wie die Informationstechnologie sind nach wie vor stark männerdominiert und gemäß offizieller Statistiken erledigen Frauen auch heute noch den Großteil der Hausarbeit.

Was jedoch Sauna und Winterbad betrifft – davon sind Männer und Frauen gleichermaßen begeistert. Allerdings gibt es in der Szene auch einige Absonderlichkeiten. Denn viele Männer vertreten zwar eine positive, inklusive Saunaethik, manche halten aber auch sich allein für die wahren Hüter der finnischen Saunakultur.

Ein Saunapatriarchat?

In einigen Bereichen des männerdominierten Saunawesens unterschlägt Mann den nicht unwesentlichen weiblichen Beitrag zu dessen Geschichte, und mehrere offizielle Saunaverbände bestehen praktisch ausschließlich aus Männern. Angesichts der bedeutenden Rolle, die Frauen in der Geschichte der finnischen Sauna spielen, ist diese Nichtberücksichtigung allerdings irreführend und wirklichkeitsfremd.

In der Folge bieten wir einige Ergänzungen aus feministischer Perspektive.

***

Die altehrwürdige Suomen Saunaseura (»Finnische Sauna-Gesellschaft«) zur Aufrechterhaltung von Kultur und Geschichte des Dampfbadens wurde 1937 zwecks Pflege und Förderung dieses Nationalerbes gegründet. Die private Mitgliederorganisation leistet gute Arbeit in Sachen Forschung und trägt erheblich zum Erhalt der Saunaleitlinien und -etikette bei. Außerdem gibt sie die vierteljährlich auf Finnisch erscheinende Zeitschrift *Saunalehti* heraus.

Am Hauptsitz der Organisation in Lauttasaari, einem idyllischen Viertel Helsinkis, unterhält die Organisation ein beeindruckendes *saunatalo* (»Saunahaus«) mit sieben verschiedenen Saunatypen, zu dem auch drei Rauchsaunen gehören. Ein Steg, der draußen direkt in die Ostsee führt, lädt zu Erfrischung und Abkühlung zwischen den Saunagängen ein.

Im dazugehörigen Café mit seinem gemütlich prasselnden Kaminfeuer werden traditionelle Saunaspezialitäten serviert, zum Beispiel Lachssuppe, Würstchen und Pfannkuchen mit Marmelade.

Die Auszeichnung *Löylynhenki* (»Geist des Dampfes«) vergibt die Gesellschaft alljährlich als Anerkennung erbrachter Leistungen im Dienst der Saunakultur. Seit seiner ersten Verleihung im Jahr 1988 ist der Preis, dessen Name im Lauf der Zeit mehrmals geändert wurde, überwiegend an Männer gegangen.

Abgesehen von denjenigen preisgekrönten Gruppen, zu denen auch weibliche Teilnehmer gehörten, stehen auf der Liste der Empfänger nur vier individuell ausgezeichnete Frauen – und das in einem Zeitraum von über 35 Jahren. Könnte sich darin womöglich der Umstand widerspiegeln, dass die Mitglieder der Gesellschaft zu 75 Prozent männlichen Geschlechts sind?

Einen Antrag auf Mitgliedschaft kann jeder stellen; dafür sind allerdings Referenzen von zwei Personen erforderlich, die der Gesellschaft bereits mindestens fünf Jahre lang angehören. Wurde dem Antrag stattgegeben, werden Aufnahmegebühr und Mitgliedsbeitrag fällig, die sich zusammen gut und gern auf Hunderte Euro beläuft.

Die Schwesternschaft

Die Gründerin einer der Gruppen, die einmal den *Löylynhenki* erhalten haben, war Saija Silén. Sie und ihr Team aus Freiwilligen wurden 2017 für den Aufbau des Saunadorfes im mittelfinnischen Jämsä ausgezeichnet. Dabei handelt es sich um ein einzigartiges, historisch bedeutsames Ensemble von mehr als 20 Rauchsaunen aus ganz Finnland, von denen die älteste schon aus dem 18. Jahrhundert stammt.

»Die Sauna war schon immer ein Ort, an dem die Frauen über den Zyklus des Lebens herrschten«, sagt die Kulturerbe-Spezialistin und Museumskuratorin Silén, deren Leidenschaft für die Sauna ihrer Expertise auf diesem Gebiet in nichts nachsteht.

Ursprünglich zusammengetragen hatte der Architekt Risto Vuolle-Apiala die Rauchsaunen Ende der 1970er-Jahre, weil er seine Vorliebe für traditionelle Bauweisen und eben diese alten Saunen mit anderen teilen wollte. Er rettete die Holzhäuser, indem er in Muurame bei Jyväskylä eine Art Freiluftmuseum errichtete, wo man sie besichtigen konnte. Als für die Gebäude ein anderer Ort gesucht werden musste, gründete Silén eine gemeinnützige Organisation, um Spenden zu sammeln und Freiwillige an Bord zu holen, mit denen der Umzug nach Jämsä verwirklicht werden konnte.

Eine große Ausstellung über die finnische Saunakultur findet im Aalto2 statt, einem neuen Museumszentrum für Architektur, Design und kulturelles Erbe in Jyväskylä. Der im Frühjahr 2023 eröffnete Komplex besteht aus zwei Gebäuden, die Architekt und Designer Alvar Aalto entworfen hat, dem Museum Mittelfinnlands und dem Alvar Aalto Museum.

Bei der Vernissage macht mich Carita mit Silén bekannt, die die Ausstellung kuratiert. Während wir Siléns Arbeit bewundern, einen umfassenden Überblick über die finnische Saunakultur, unterhalten wir uns miteinander.

»In der Sauna kommt die Macht der Frauen zum Ausdruck, die sich im Agrarzeitalter um die Saunen gekümmert und sie betrieben haben, während die Männer auf dem Feld waren«, erklärt Silén. Wobei man hinzufügen muss, dass die Urbanisierung in Finnland erst relativ spät aufkam und die Nation noch bis in die 1960er-Jahre hinein hauptsächlich landwirtschaftlich geprägt war.

Früher, ruft uns Silén in Erinnerung, begann der Zyklus eines Menschenlebens in der Sauna. Da sie als der hygienischste Ort überhaupt galt, wurden die Kinder dort zur Welt gebracht. Hebammen bestimmten die für die Geburt richtige Temperatur und die Intensität des Dampfes. Und am Ende des Lebenszyklus wurden die Verstorbenen im Rahmen ihrer letzten Reise von der Hausherrin oder weiblichen Familienältesten gewaschen.

Der Wellenmacher: Alvar Aaltos Saunen

Früher stammten viel mehr öffentliche und private Saunen von Alvar Aalto (1898–1976), dem modernen Meister der finnischen Architektur und des Designs. Das gilt auch für die Architektinnen Aino Aalto (1894–1949) und Elissa Aalto (1922–1994), seine beiden Ehefrauen, denen hierfür zunehmend Anerkennung gezollt wird, aber auch für Werke, die früher allein Alvar Aalto zugeschrieben wurden.

Heutzutage sind nur noch wenige von Aalto entworfene Saunen der Öffentlichkeit zugänglich. Eine großartige Ausnahme bildet da die Jokisauna (»Flusssauna«) unweit der Villa Aalto (1943), einem heutigen Gästehaus. Sie war ursprünglich für die Arbeiterinnen der Ahlstöm-Fabrik in der Eisengießerei von Kattua gedacht. Die Jokisauna ist ganzjährig geöffnet und bietet neben einem Café und einem Designladen auch Übernachtungsmöglichkeiten ganz in der Nähe.

In Kotka an der Südostküste Finnlands befindet sich die von Aalto entworfene Meeressauna, die ehemals zum Haus des damaligen Direktors der Sunila Zellulosefabrik, Lauri Kanto, gehörte. Das Holzhaus bietet Platz für zehn Personen und kann für besondere Anlässe gemietet werden.

In den 1930er-Jahren entwarf Aalto auch eine Sauna für sein eigenes Haus in der Riihitie, einer Straße in Helsinki. Dieses Dampfbad steht jedoch Gästen nicht zur Benutzung offen. Die Rauchsauna in Aaltos Experimentalhaus im mittelfinnischen Muuratsalo kann nach Voranmeldung besichtigt werden, sie zu benutzen ist jedoch auch dort nicht gestattet.

Eine weitere Sauna designte Aalto für das medizinische Personal des Tuberkulose-Sanatoriums in Paimio, ein in seiner Funktionalität wegweisendes Gebäude, das in den Jahren 1929 bis 1933 entworfen wurde und heute als Kulturzentrum dient. Die Sauna ist leider schon vor vielen Jahren abgebrannt, jedoch bestehen Pläne, an derselben Stelle ganz in der Nähe eines Teiches eine neue zu errichten.

In Jyväskylä hat Aalto das Aalto Alvari Aquatic Centre entworfen, ein populäres Sportzentrum mit Schwimmbecken und Saunen, die dem Publikum das ganze Jahr über zur Verfügung stehen.

Früher Feminismus

»Die Sauna stellt ein ausgezeichnetes Beispiel für das frühe Unternehmertum von Frauen dar«, sagt Silén. »Bereits vor der Unabhängigkeitserklärung 1917 galten viele von ihnen als Expertinnen im Schröpfen (siehe Kapitel 6) und traditionelle Heilerinnen, die so gefragt waren und dermaßen gut bezahlt wurden, dass die Männer zu Hause blieben und sich um die Kinder kümmerten.

Das ist ein gutes Beispiel für die frühe berufliche Identität von Frauen. Es waren die starken traditionellen Sauna-Heiler*innen, mehrheitlich Frauen, die die holzbetriebenen Saunaöfen anheizten. Die *emäntä* (»Hausfrau, Hausherrin«), die den Hof und die Familie managte, war es auch, der die wichtige Aufgabe des Heizens der Sauna übertragen wurde«, erklärt Silén weiter.

In der Sauna wurde auch die Wäsche gewaschen, wurden Fische getrocknet und Schinken geräuchert. Auf dem Land werden diese Praktiken vereinzelt noch gepflegt, nicht so aber in den Städten. Das liegt an den massiven Veränderungen nach dem Zweiten Weltkrieg, in dessen Folge Finnland schnell von einer agrarwirtschaftlich geprägten Gesellschaft zu einer städtisch dominierten wurde.

Früher gehörte es zum Heiß-kalt-Erleben dazu, sich zwischen den Saunagängen im Schnee zu wälzen. Im Krieg ging es dabei sowohl um den stärkenden Kontrast der Extremtemperaturen als auch um Wasserersparnis. Und der frische Schnee bot eine ebenso wirksame wie ökologisch unbedenkliche Möglichkeit, sich zu waschen, erklärt Silén.

Obwohl sich Finnland im Lauf der Zeit radikal verändert hat, ist im Hinblick auf die Saunakultur doch seit Jahrhunderten vieles gleich geblieben.

»Die Verhaltensregeln in der Sauna sind noch die alten, insbesondere im Hinblick auf die Erziehung der Kinder. So wird dort etwa bis heute noch kein Fluchen, Streiten oder Pupsen geduldet, ebenso wenig, schlecht über andere zu sprechen«, sagt Silén.

Sie weist darauf hin, dass es vor allem die Mütter sind, die mit ihren Kindern in die Sauna gehen und ihnen beibringen, sich dort angemessen zu verhalten. Dazu gehört auch die Verantwortung für die Vorbereitung der Sauna, vom Holzhacken übers Wasserholen bis hin zur Reinigung des Schwitzraums, an der sich dann auch Männer und Väter beteiligen. Nicht zu vergessen die Saunaetikette: dass man etwa die anderen Gäste fragen muss, bevor man Wasser für den *löyly* auf die Steine gießt.

Die Rolle, die die Sauna im Alltag spielte, war so bedeutend, dass sie oft schon gebaut wurde, bevor auch nur der Grundstein

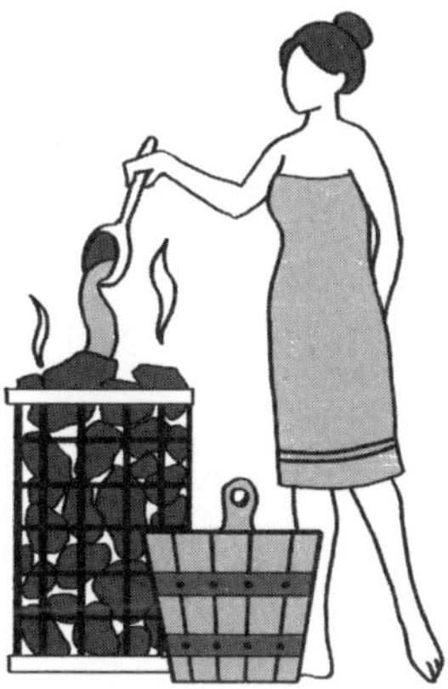

des dazugehörigen Hauses gelegt war. Und man glaubte lange an den schützenden Geist, der der Sauna innewohnt, so Silén.

Weiter sagt sie: »Der *kiuas* oder Saunaofen wurde als Tür ins Jenseits betrachtet und der *löyly* als Verbindungsglied zur Vergangenheit. Diese beiden Elemente gehörten in längst vergangenen Zeiten zu einer mystischen Gegend, von der zunächst im Nationalepos *Kalevala* die Rede ist und das später dann auch in anderen literarischen Werken erwähnt sowie auf Bildern und Gemälden dargestellt wird.«

Im 1835 erstmals veröffentlichten *Kalevala* haben fast alle Helden ihre eigene Sauna, während die Frauen für die praktische Aufrechterhaltung der Saunakultur verantwortlich sind. Elias Lönnrot hat das Epos, das unter anderem die Erschaffung der Welt zum Inhalt hat, aus mündlich übertragenen Elementen der karelischen und finnischen Folklore und Mythologie zusammengetragen. Lönnrot, von Beruf Arzt, war ein guter Kenner der Volksmedizin und stellte die Sauna – das zentrale Symbol der kulturellen Identität Finnlands – nicht nur als Stätte von Reinigung, Geburt und Tod dar, sondern zeigt sie auch als magischen Ort.

Im 45. Gesang des *Kalevala* fangen ganz wenige Zeilen das gesamte Wesen des heiligen Ortes ein. Grob übersetzt lauten sie: »Komm jetzt in den Dampf, du Gott Jumala, in die große Hitze, die uns heilen und Frieden bringen möge.«

Moderne Saunabotschafter*innen

Eine der international größten finnischen Design- und Erfolgsgeschichten ist die von Marimekko, einer peppigen Lifestyle-Marke für bunte Kleidungsstücke, Textilien und Accessoires. Gegründet wurde sie von Armi Ratia, einer begnadeten Visionärin, die in der Lage war, Trends schon lange zu erkennen, bevor sie zu welchen wurden. Die erfolgreiche Designerin nutzte die Sauna für wichtige Diskussionen, um Ideen zu entwickeln und einfach zum Entspannen.

Ratia war schon früh vom internationalen Potenzial der Sauna überzeugt und damit ihrer Zeit weit voraus. Im Jahr 1968 beauftragte sie den Architekten Aarno Ruusuvuori mit dem Entwurf eines kompakten tragbaren Saunasystems namens Marisauna, das man überall mit hinnehmen konnte.

»Warum sollte man keine große amerikanische oder deutsche Handelskette für die echte finnische Sauna interessieren können – die Leute wissen ja noch gar nicht, was das eigentlich ist«, sagt Ratia 1977 in einer Dokumentation der finnischen Rundfunk- und Fernsehgesellschaft Yle. »Und dann könnte man mitten in New York einen Saunaladen aufmachen«, malt sie sich aus und beschreibt so Pop-up-Stores und ein Shop-im-Shop-System, lange bevor es sie gab.[17]

Nach vielen Höhen und Tiefen ist Marimekko inzwischen als Lifestyle-Marke schon ziemlich lange wieder *en vogue*. Die Firma bietet viele der Accessoires an, die Saunabesucher*innen und Kaltwasserschwimmer*innen brauchen, angefangen bei Schwimmkleidung und Handtüchern bis hin zu Bademänteln und Kissen.

In der Zeit, in der Ratia die Firma leitete, besaß das Unternehmen ein Anwesen auf dem Lande; es hieß Bokärs und befand sich ganz in der Nähe des malerischen mittelalterlichen Städtchens Porvoo. Gelegentlich trafen sich dort Führungskräfte und Kreative, um dem Alltag zu entfliehen und in der Sauna zu entspannen. Ursprünglich gab es auf dem Gelände eine Rauchsauna, die allerdings irgendwann abbrannte, sodass Ratia ihren Sohn Ristomatti, einen bekannten Designer, mit dem Entwurf einer neuen Sauna beauftragte. Und die konnte tatsächlich bereits nach einer Woche eingeweiht werden, und zwar im Bootsschuppen am Wasser.

Ratia, die auch in puncto Feminismus ihrer Zeit weit voraus war, konnte ausgesprochen gut mit Menschen umgehen, sodass sich aus vielen ihrer ausgezeichneten Geschäftsbeziehungen Freundschaften fürs Leben entwickelten. Zu ihren engsten Freunden zählte Urho Kekkonen, ein legendärer Politiker aus der Zeit des Kalten Krieges, der erst Premierminister wurde und dem dann als Staatspräsident die längste Amtszeit in der Geschichte Finnlands beschieden war: von 1956 bis 1982.

In der früheren Marimekko-Fabrik in Kitee gab es eine Sauna, und Ratias Freund Kekkonen gehörte zu den auserwählten Gästen, um das ultimative finnische Dampfbad mit Ratia zu genießen, sowohl dort wie auch auf Bökars.

Ost-West-Beziehungen in der Sauna

Kekkonen war nicht nur in einer Rauchsauna geboren, sondern später international für seine Sauna-Diplomatie bekannt. Als der sowjetische Regierungschef Nikita Chruschtschow 1960 anlässlich Kekkonens 60. Geburtstag in Finnland zu Besuch war, schwitzten die beiden der Legende zufolge bis in die frühen Morgenstunden in der Sauna. In dem Kommuniqué, das zum Ende des Besuchs herausgegeben wurde, hieß es, die Regierung der Sowjetunion sei bereit, den Wunsch Finnlands nach einer Stärkung der Beziehungen zum Westen zu unterstützen – und das in einer Zeit, in der das Verhältnis zwischen Ost und West allem Anschein nach heillos zerrüttet war.

Der damalige finnische Außenminister Pertti Torstila fasste Kekkonens diplomatische Superkraft 2010 auf dem XV. Internationalen Saunakongress in Tokio sehr clever wie folgt zusammen: »Er sagte immer, in der Sauna sei es leichter, Probleme offen zu diskutieren, weil dort alle Menschen gleich seien. Denn in der Sauna gibt es weder Supermächte noch Minimächte, keine Chefs und keine Diener. Man hat dort auch kein Ass im Ärmel – einfach, weil man nichts anhaben könnte, was Ärmel hat. Und wenn man sich in der Sauna, wo alle nackt sind, auf etwas einigt, ist es schwer, sich später nicht daran zu halten. Deshalb ist das textilfreie Netzwerken auch ein so hohes moralisches Gut.«[18]

Kekkonen war zudem für seine Einladungen zu samstäglichen Saunaabenden bekannt, bei denen die männlichen Macher aus Kultur, Wissenschaft und Politik zusammenkamen, um Netzwerke zu bilden, wichtige Fragen zu besprechen und neue Ideen zu erörtern.

Machen wir einen Zeitsprung ins Jahr 2019, in dem die damals 34-jährige Sanna Marin zur jüngsten Premierministerin in der finnischen Geschichte und damit auch zum jüngsten weiblichen Staatsoberhaupt der Welt wurde. Zu der Zeit wurden alle fünf Parteien der neu gewählten finnischen Regierungskoalition von Frauen angeführt.

In einem Gespräch mit dem *Time Magazine* sagte Marin 2000, einen Bereich gebe es, auf dem sich die rein weibliche Staatsführung von anderen unterscheide: »Wir Finn*innen haben unsere Sauna. Und traditionell treffen wir auch genau dort unsere Entscheidungen. Und da nun fünf Frauen am Ruder sind, können wir alle zusammen in die Sauna gehen und unsere Entscheidungen dort treffen.«[19]

Natürlich ist nach ein paar wichtigen entscheidungsreichen Saunagängen auch gegen ein schönes kaltes Bad nichts einzuwenden.

Kontrasttherapie

Was die finnische Gewohnheit angeht, Hitze mit Kälte abzuwechseln, befindet sich die ideale Sauna in der Nähe eines natürlichen Gewässers, alternativ bei einem Tauch- oder Schwimmbecken.

»Der Kontakt mit kaltem Wasser nach einem heißen Bad ist schon lange Tradition«, schreibt Don Genders, ein Londoner

Unternehmer und Experte für Spa-Design und Wellness bei Design for Leisure, in einem Blogpost. »Die Finnen gehörten zu den Ersten, von denen wir seit der Neuzeit wissen, dass sie den Gegensatz von Hitze und Kälte aktiv in ihre Baderituale einbezogen. Nachdem sie eine gewisse Zeit in der heißen Sauna waren, verließen die intensiv Schwitzenden die Hütte, um sich im Schnee zu wälzen. Dabei haben sie sich nicht nur abgekühlt, sondern auch ihren Körper von allen Verunreinigungen befreit.«[20]

Von wechselnden Temperaturen wird der ganze Körper stimuliert und bekommt jedes Mal eine Art Training, wenn er sich an die veränderten Verhältnisse anpassen muss. Die alten Griechen und Römer behandelten die verschiedensten Beschwerden mit heißen und kalten Bädern. Im Römischen Bad gab es das Frigidarium, eine Kammer mit niedrigen Temperaturen und kaltem Wasser, während im Caldarium hohe Temperaturen herrschten oder dichter Dampf.

In letzter Zeit fördert die Wissenschaft immer mehr interessante Fakten über die Wirkung der Kontrasttherapie zutage.

Unterschiedliche Wassertemperaturen verändern den Herzschlag. Warmes Wasser oder Dampf verlangsamt ihn, während ihm kaltes Wasser einen ordentlichen Kick verpasst, was seiner Gesundheit förderlich ist. Die Abwechslung von Saunahitze und Kaltwasserbad macht gute Laune, kurbelt den Kreislauf an, wirkt entzündungshemmend und beschleunigt die Erholung der Muskulatur.

Die dänische Kaltwasserschwimmerin und regelmäßige Saunabesucherin Dr. Susanna Søberg ist Expertin auf dem Gebiet der Kontrasttherapie zur Stressreduktion und Verbesserung des allgemeinen Wohlbefindens. Wie ihre Forschungsarbeiten ergeben haben, kann sich der Gegensatz von Hitze und Kälte positiv auf den Stoffwechsel, auf das Herz-Kreislauf-System und das Gehirn auswirken. Zu den langfristigen Vorzügen infolge bewusst gewählter Kälteeinwirkung gehören die Senkung des Blutdrucks, eine Verbesserung von Insulintoleranz, Stoffwechsel und Herzfrequenz sowie der Blutzuckerregulation.

Søbergs Kolleg*innen an der Universität von Kopenhagen, zu denen auch Professorin Camilla Scheele gehört, befassen sich mit der Frage, wie sich regelmäßiges Kaltwasserschwimmen im Wechsel mit Saunagängen positiv unter anderem auf das Körpergewicht auswirken kann. Ihre bisherigen Erkenntnisse weisen darauf hin, dass diese Art der Kontrasttherapie den Stoffwechsel des braunen Fettgewebes und die Erzeugung von Körperwärme anregen. Diese beiden Prozesse unterstützen die Anpassungsfähigkeit an extreme Hitze und Kälte. Wie andere Wissenschaftler*innen sind auch Søberg und Scheele zu dem Schluss gelangt,

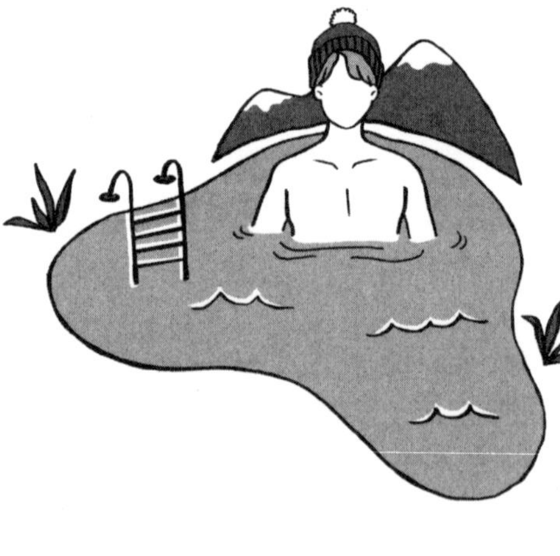

dass die Kontrasttherapie eine geeignete Strategie zur Erhöhung des Energieverbrauchs sein dürfte, welche einen Gewichtsverlust zur Folge haben kann, sofern man auf eine Erhöhung der Kalorienzufuhr durch vermehrte Nahrungsaufnahme verzichtet.[21]

Darüber hinaus öffnet und schließt die Kontrasttherapie die Blutgefäße und erzeugt damit eine Art Pumpeffekt, was Entzündungen hemmt und durch eine lokal intensivierte Durchblutung auch zur Linderung eventueller Verletzungssymptome beiträgt.

Beim Kontakt mit kaltem Wasser ziehen sich die kleinen Blutgefäße zusammen. Das ist auch der Grund, weshalb zum Beispiel Sport- oder andere Verletzungen mit Eispacks gekühlt werden.

Den Erkenntnissen von Kirsi Virtanen zufolge, die als Professorin für Ernährungswissenschaften an der Universität von Ostfinnland beschäftigt ist, aktiviert die Kälte zum Beispiel beim Winterschwimmen das braune Fett, welches daraufhin Kalorien verbrennt, um den Körper warm zu halten. Bereits 2014 auf dem jährlich stattfindenden internationalen Symposion über die Positronenemissionstomographie (PET), mit der in der Nuklearmedizin die Stoffwechselaktivitäten der Zellen im Körpergewebe gemessen werden, sagte Virtanen in Turku: »Dabei muss die Kälte, der man sich aussetzt, gar nicht extrem sein. Das braune Fettgewebe wird auch dann schon aktiviert, wenn Sie die Temperatur bei sich zu Hause auf 15 oder 16 Grad reduzieren.«[22]

Mit anderen Worten, und das wissen Finninnen und Finnen bekanntlich schon seit Jahrhunderten: Die wiederholte Abwechslung von Hitze und Kälte kann enorm viel Gutes bewirken.

»Die Sauna ist Ausdruck weiblicher Kraft.«

Saija Silén, Kulturerbe-Expertin

Was kommt zuerst – Hitze oder Kälte?

Für alle, die gerade erst mit dem Kaltwasser- oder Winterbaden anfangen, stellt der Saunabesuch eine gute Möglichkeit dar, sich vorab aufzuwärmen. Und genauso praktiziert man in Finnland die Kontrasttherapie auch schon seit Jahrhunderten: erst ein schönes heißes Dampfbad, und dann kurz ins Kalte: in einen See, ins Meer oder auch in den Schnee, um sich genüsslich darin zu wälzen. Viele regelmäßig Winterbadende gehen aber auch lieber erst ins Wasser und wärmen sich anschließend auf.

Sauna-Diplomatie

Mit die wichtigsten Aufgaben der finnischen Botschaften überall auf der Welt sind diplomatischer Natur. Und dabei erweist sich die Sauna immer wieder als wertvolles Hilfsmittel. Deshalb gibt es auch in fast jeder finnischen Botschaft auf unserem Planeten eine Sauna. Deren Benutzung hängt allerdings von den lokalen Gepflogenheiten und auch von der Größe der Räumlichkeiten ab.

Die *Diplomatic Sauna Society* sorgt dabei für das authentische Saunaerlebnis und organisiert Saunaabende für kleine Gruppen geladener Gäste in ausgewählten Botschaften, zum Beispiel in London, Washington und Berlin.[23]

Sauna-Hilfe

Es mag überraschend klingen, aber tatsächlich: Saunen gelten als Mittel humanitärer Hilfe. Die von der *International Sauna Association* (ISA) geförderte Initiative Sauna Aid schickt mobile Saunen und Hilfspersonal in Katastrophengebiete. In der Ukraine sorgen von Sauna Aid gelieferte Zeltsaunen für Hygiene, psychische Hilfe und Stressabbau.

Bei finnischen Friedensmissionen sind immer auch Saunen mit von der Partie, manchmal bis zu fünf pro Camp. Und diese mobilen oder vorgefertigten Saunen gehören nicht selten sogar zu den ersten festen Gebilden, die errichtet werden. Denn sie sind ja nicht nur für die Kriegsopfer eine Wohltat, sondern tun auch den Helfern gut, für die ein schönes Dampfbad, in dem sie den körperlichen und mentalen Stress des Tages loswerden können, oft der Höhepunkt des Feierabends ist.[24]

Kapitel 5

Die Glücksformel: Ab in die Natur: am besten in Gesellschaft

»Worin besteht denn nun die geheime finnische Glücksformel?«

Diese Frage gehört zu den meistgestellten, die Carita und ich, ja, eigentlich alle, die in Finnland leben, zu hören bekommen. Und das ist auch vollkommen verständlich, schließlich steht das Land nun schon seit acht Jahren (2018–2025) an der Spitze des *World Happiness Report*, einer Veröffentlichung des UN Sustainable Development Solutions Network, die anhand zahlreicher Kriterien die Lebensqualität in den einzelnen Ländern der Erde untersucht und bewertet.[25]

Die Vorstellung, ein Land könne glücklicher sein als die anderen, lässt zwar viel Raum für Interpretation und auch Meinungsverschiedenheiten, doch im Rahmen dieses Reports geht es hauptsächlich um das Wohlbefinden der jeweiligen Bevölkerung. Denn bei den Kriterien, die dem Glücksbericht zugrunde liegen, geht es vor allem darum, ob Dinge wie eine gute soziale

Unterstützung, Vertrauen, eine redliche Regierung sowie sichere Lebens- und Umweltbedingungen gegeben sind – alles Elemente der öffentlichen Infrastruktur, die allen Menschen gleiche Chancen für ein gesundes Leben bieten.

Und die Kurzantwort auf die Glücksfrage liegt in der finnischen Lebensart: Viel in der Natur, an natürlichen Gewässern und in Saunen verbrachte Zeit macht glücklich und zufrieden. Im Schnitt leben alle in Finnland nur 200 Meter vom nächstgelegenen Fleckchen Natur entfernt, das heißt: ganz nahe an einem Stadtpark, Wald, See oder am Meer.

Die finnische Lebensart von Sauna und Kaltwasserbad stellt auch eine Antwort auf eine der größten Gesundheitsgefahren unserer Zeit dar: die Einsamkeit. Das moderne Leben mit Homeoffice, Internetzugriff rund um die Uhr sowie Wohn- und Lebensräumen, denen es oft an Grünflächen mangelt, verursacht bei vielen Menschen überall auf der Welt einen tief empfundenen Mangel an Beziehungen.

In Australien haben Xiaoqi Feng und Thomas Astell-Burt den Begriff *lonelygenic environment* geprägt, der so viel bedeutet wie »vereinsamende Lebenswelt« und Umgebungen bezeichnet, die Vereinzelung von Menschen verursachen oder verstärken.

Im Jahr 2023 schrieben sie in *Lancet,* einer hochrenommierten Fachzeitschrift für Medizin, deren Artikel vor der Veröffentlichung von Fachleuten begutachtet werden: »Einsamkeit ist keine Krankheit, sondern charakteristisch für eine Stadtplanung und für Gesellschaftssysteme, in deren Mittelpunkt nicht die gesundheitlichen und sozialen Bedürfnisse der Bevölkerung stehen.«[26]

Da sich in Finnland zahllose Saunen nahe an einem natürlichen Gewässer und im Grünen befinden, erfüllen sie einen guten Teil der gesundheitlichen und sozialen Bedürfnisse der Bevölkerung. Oft sind sie auch Orte der Stille, in denen man das sanfte Zischen des Dampfes oder das Vogelgezwitscher von draußen hören kann. Und in einer lauten, verdreckten Welt, in der viele Lebensbereiche von Menschenhand errichtet wurden und nicht nur das natürliche Grün und Blau vermissen lassen, sondern auch jede andere Form der heilenden Wirkung der Natur, ist die Sauna ein Ort wahrer Erholung und Entspannung.

Außerdem geht von der Inklusivität in der Sauna wie auch beim Kaltwasserbaden die Botschaft aus, dass dabei alle willkommen sind und genauso akzeptiert werden, wie sie sind. Hier spielen Beruf, Titel, Einkommen oder Automarke keinerlei Rolle. Denn in der Sauna und im Wasser sind alle gleich.

Gemeinschaft

Dieses Gefühl der Verbundenheit mit anderen erleben Carita und ich immer wieder. Im Grunde waren es ja auch die Sauna und das kalte Wasser, die uns zusammengebracht haben. Denn bevor wir mit diesem Buchprojekt angefangen haben, kannten wir uns gar nicht. Erst im Zuge dieser Arbeit – meistens bei Gesprächen in der Sauna und im kalten Wasser – haben wir einander unsere Geschichten erzählt und sind zu engen Freundinnen geworden.

Dabei sind uns eine ganze Menge Gemeinsamkeiten aufgefallen. Einmal ganz abgesehen davon, dass wir beide Mütter und beruflich selbstständig sind, hatte jede von uns auch ihre Probleme zu bewältigen, zum Beispiel mit emotionalem Missbrauch durch unsere Expartner und mit toxischen Kollegen. So haben wir das Gefühl bekommen, weniger allein zu sein, und uns auch bewusster gemacht, was es bedeutet, Außenseiterin zu sein oder von anderen ausgeschlossen zu werden.

Wie der beliebte Sachbuchautor Professor Adam Grant gern sagt, ist es die Qualität von Beziehungen, die zählt, und nicht, wie viele man hat. Das Heilmittel gegen Einsamkeit sind also nicht *mehr* Kontakte, sondern solche, die uns wirklich etwas bedeuten.[27]

Ein ganz besonderer Ort

Da der Besuch der Sompasauna gratis und sie allen zugänglich ist, überrascht vielleicht nicht, wie für sie geworben wird: »Helsinkis öffentlichste Sauna – jeden Tag im Jahr rund um die Uhr geöffnet und von allen betrieben, die sie nutzen«.

Direkt an der Ostseeküste gelegen, befindet sich die Sompasauna in der Nähe von Kalasatama, einem der neusten Stadtbezirke Helsinkis an einem ehemaligen Fischereihafen. Die Freiwilligen, die sie unterhalten, sorgen dafür, dass immer genug Holzscheite zum Beheizen der drei Saunen vorrätig sind. Die große Gruppe dieser Ehrenamtlichen kümmert sich auch um Pflege und Sauberkeit nicht nur in den Schwitzräumen, sondern auch im Außenbereich, zu dem ein Holzsteg gehören, von dem aus Stufen ins Meer führen, sowie die Umkleiden, in denen es Sitzbänke und verschließbare Spinde für Wertsachen gibt.

Im Frühherbst treffe ich mich mit Heidi, einer jungen Frau Anfang zwanzig, in der Sompasauna. Wir haben uns über gemeinsame Freunde kennengelernt und uns bereits ein paarmal zum Kaffeetrinken getroffen, im Sommer waren wir auch schon zusammen schwimmen. Jetzt möchte sie mir die Saunen und die Badestelle im Meer zeigen. Dass die Sompasauna gratis ist, kommt der Studentin sehr entgegen, und so gehört sie zu Heidis Lieblingssaunen. Für die frühere Suchtkranke stellt die Sauna jedoch auch eine Art Rettungsanker dar, denn die Abwechslung von Heiß und Kalt stellt mittlerweile einen entscheidenden Bestandteil ihrer Selbstfürsorge dar.

»Mit siebzehn bin ich wegen zu vieler geschwänzter Unterrichtsstunden von der Schule geflogen; das lag daran, dass ich depressiv und von Alkohol und Drogen abhängig war«, erzählt sie mir. »Zu der Zeit war mir so, als hätte ich überhaupt keine Zukunft. Und ich hab mich furchtbar allein gefühlt. Heute glaube ich, dass gerade das Ecstasy, Marihuana und der Alkohol mich noch passiver gemacht haben, als ich es ohnehin schon war.«

Nachdem sich Heidi Hilfe gesucht hatte, nahm sie an einem zehnwöchigen Rehabilitationsprogramm für Drogen- und Alkoholabhängige teil. Und als sie dann ihren jetzigen Freund kennenlernte, der zu dem Zeitpunkt bereits clean und trocken war, entdeckten die beiden das Winterschwimmen für sich. Der entscheidende Tipp kam von seiner Mutter, einer ebenso gutherzigen und hilfsbereiten wie weisen Frau. Für Heidi und ihren

Freund war das neue Hobby nicht nur ein willkommener gemeinsamer Zeitvertreib, sondern es half ihnen auch, die Lücke zu füllen, die der Verzicht auf Alkohol und Drogen bei ihnen hinterlassen hatte.

Heidi ist nun seit 2019 clean und trocken, und zusammen mit der Sauna war und ist das Winterbaden ein ganz wichtiger Teil ihres Transformationsprozesses.

»In der Sauna habe ich mich früher nie wohlgefühlt«, sagt Heidi. »Das lag wohl hauptsächlich an dem verdrehten Körperbild, das ich von mir hatte, vor allem als Teenager.«

Doch sobald sie mit dem Winterschwimmen anfing und sich danach in der Sauna aufwärmte, veränderte sich etwas bei ihr.

»Wann immer ich jetzt im Wasser bin, fühle ich mich lebendig«, sagt sie. »Dann konzentriere ich mich ganz auf den Moment, denn dann hören die ewigen Sorgen einmal auf und in meinem Kopf ist nichts als Ruhe.«

Auf meine Frage nach dem Grund ihrer Sorgen antwortet sie: »Die Zukunft. Ob ich mein Studium zu Ende bringe und dann auch bald einen Job finde.«

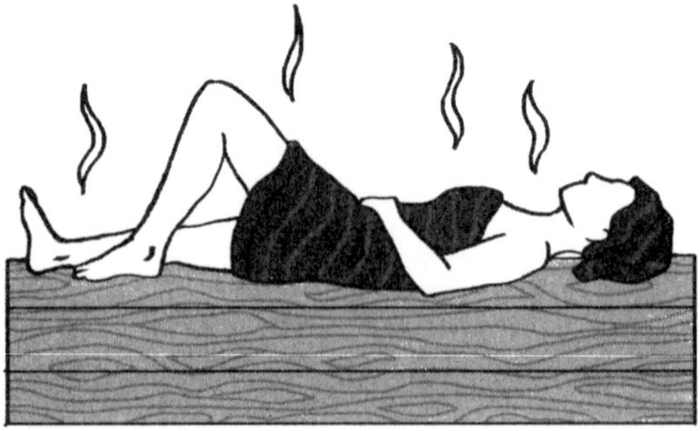

Heidi studiert Sozialwissenschaften und würde anderen jungen Menschen gern helfen, ihr Wohlbefinden zu verbessern. »Dabei möchte ich sie unterstützen«, bekräftigt sie.

Bei ihren Worten muss ich lächeln. Natürlich verstehe ich ihre Ängste und Sorgen, ganz frei von solchen Empfindungen bin ich ja schließlich auch nicht, für mich jedoch hört es sich ganz so an, als läge eine strahlende Zukunft vor Heidi. Und das sage ich ihr auch.

***

Als Heidi mich in die erste der drei Saunen der Sompasauna führt, finden wir Platz auf einer Bank.

Zu den Saunagästen, die zwischendurch auch schwimmen gehen, gehören sowohl Männer als auch Frauen, und einige von ihnen sind nackt. Andere tragen Badekleidung. Unter den Textilfreien sind viele Männer. Und weil die Saunaetikette das Starren verbietet, lernt man schnell, Blickkontakt herzustellen, ohne dass die Augen unterhalb der Gürtellinie auf Wanderschaft gehen.

Die Atmosphäre im Raum ist freundlich, und sobald Heidi eine frühere Schulkameradin entdeckt, fangen die beiden an, sich miteinander zu unterhalten.

Wir genießen die warme Hitze der Sauna. Dann, als einer der Stammgäste einige Kellen zu viel Wasser auf die Steine kippt, gehen wir raus und nähern uns dem Meer.

Von unserem Platz aus haben wir einen guten Blick auf die Inseln in Ufernähe. Die Temperatur des Wassers beträgt etwa

14 Grad Celsius, und Heidi, die bereits so abgehärtet ist, dass sie sich mehrere Minuten lang im Wasser aufhalten kann, genießt sichtlich die innere Ruhe, die in ihr aufsteigt.

»Wenn ich Angst habe, müde oder niedergeschlagen bin, weiß ich eines mit Sicherheit: Ich brauche bloß ans Wasser zu gehen, und schon fühle ich mich gleich wieder sehr viel besser«, bestätigt sie.

Wir gehen raus und bleiben noch einige Minuten auf dem Steg stehen. Berichten zufolge soll es hier einige Fälle von Belästigung gegeben haben, aber wie mir Heidi erklärt, sei die Anlage ihrer Erfahrung nach insgesamt ein recht friedlicher Ort, an dem man sich sicher fühlen könne. In den letzten Jahren habe es auch vermehrt ernsthafte Bemühungen seitens der Gemeinde gegeben, die Sompasauna zu einer für alle ungefährlichen Umgebung zu machen. Unerwünschte Annäherungsversuche, Alkohol-, Drogenmissbrauch oder sozial unverträgliches Verhalten gelten dort als inakzeptabel.

Nach einiger Zeit gehen wir in eine der Saunen zurück, um uns aufzuwärmen.

Alle Menschen sind gleich –
aber nirgendwo sonst so sehr
wie in der Sauna.

In guter Gesellschaft

Überall auf der Welt bieten Sauna- und Kaltbadegruppen für Neuankömmlinge einen schnellen Zugang zu einer Gemeinschaft oder Vereinigung.

Ich erzähle Carita von Bruno Beaugrand, einem aus Frankreich stammenden Designer und Unternehmer, den seine Freundin Tuuli, passionierte Sportlerin und Spitzenkraft in einem Tech-Unternehmen, ans Winterschwimmen herangeführt hat.

»Ich war sofort hin und weg von dem Kick, den mir das Winterschwimmen im Meer gegeben hat«, sagt Beaugrand, der inzwischen seit zwei Jahrzehnten in Helsinki zu Hause ist. »Dabei fühle ich mich total lebendig und unbesiegbar.«

Beaugrand geht mit Tuuli und seinen Freunden am Eiranranta-Strand schwimmen, einem Küstenstreifen im schicken Stadtteil Eira, nur einen kurzen Fußweg vom Saunakomplex Löyly entfernt.

Nach ihrem Freitagmorgenbad im Meer pflegen sie eine hübsche Tradition: Sie gehen in ein Café in der Nähe, um sich aufzuwärmen und bei einer Tasse Kakao ein Schwätzchen zu halten. Denn in den eiskalten Wintermonaten, wenn die Temperatur auch gern einmal auf minus zehn Grad fallen kann, ist es keine Option, mehr als einige Minuten draußen am Strand zu stehen.

Coole Innovationen

Beaugrand wurde von seinem neuen Zeitvertreib dermaßen inspiriert, dass er – mit freundlicher Unterstützung seiner lokalen Schwimmcommunity – den allerersten Rucksack der Welt speziell für Winterschwimmer*innen entwarf. An der Seite der Designerin Sanna Kantola war Beaugrand Mitgründer einer internationalen Taschen- und Accessoires-Firma namens Lumi (finnisch »Schnee«). Als solcher verfügte er natürlich über die besten Voraussetzungen, einen Rucksack auf den Weg zu bringen, der sich für Schwimmerinnen und Schwimmer in freier Natur perfekt eignet.

Mithilfe des Feedbacks seiner Schwimmgemeinschaft brachte Beaugrands Kreativität schließlich den Eira Ice Swimmer Bag hervor. Der Rucksack verfügt über ausgefeilte Details wie zum Beispiel eine abnehmbare gepolsterte Matte, auf die man sich zum Schutz vor spitzen Steinen, Eis und Schnee setzen oder stellen kann, oder wasserdichte Fächer für nasse Sachen, etwa Badekleidung und Neoprenhandschuhe. Beaugrand spendet einen Teil des Gewinns, den seine Firma mit den Rucksäcken macht, den beiden Gruppen, die sicherstellen möchten, dass auch kommende Generationen noch hier im Meer schwimmen können: der *Baltic Sea Action Group* und der *Ellen MacArthur Foundation*.

Über Social Media bleibt die Community verbunden. Als der Winterschwimmer Mikko Ojanen vor vielen Jahren eine Facebook-Gruppe mit dem Namen »Eiranrannan kylmävesiuimarit« gründete, verband er damit nur das eine Ziel: nach seinem

Wegzug aus Jyväskylä auch in Helsinki wieder eine Schwimmgemeinschaft zu finden.

»Ich hätte mir nie vorstellen können, welche Kraft die Community an einem öffentlichen Strand entwickeln kann«, sagt Ojanen heute, der von Beruf selbstständiger Unternehmensberater ist und ganz in der Nähe des Wassers wohnt, wie viele der anderen Schwimmer*innen auch.

»In den Wintermonaten, wenn die See mit einer Eisschicht bedeckt ist, halten wir das Wasserloch offen – nur mit Freiwilligen. Wir organisieren Strandpartys, bei denen unsere Mitglieder Bänke herbeischaffen und Haken am Zaun anbringen, an denen wir unsere Kleider aufhängen können, wenn wir im Wasser sind. Und einige von uns haben auch am Entwurf eines schwimmfreundlichen Rucksacks mitgearbeitet«, sagt er und spielt damit auf Beaugrands Eira Ice Swimmer Bag an.

Ein anderer regelmäßiger Schwimmer von Eiranranta gehört zu Finnlands erfolgreichsten Künstlern: Jani Toivola ist nicht nur Autor, Schauspieler und Tänzer, sondern war als Vertreter der Grünen Partei 2011 bis 2019 auch Finnlands erster Schwarzer Abgeordneter. Zudem gehörte er zu den ersten offen schwulen Politikern des Landes.

An einem verschneiten Sonntagmorgen sehe ich ihn am Strand, wie er gerade ins Wasser will, und wir unterhalten uns kurz. Dabei sagt er etwas, was ich gut nachvollziehen kann: »Für mich als alleinerziehenden Vater« – er hat eine schulpflichtige Tochter – »und meine Fitness ist das ideal: Ich kann hier schwimmen und bin notfalls auch ganz schnell wieder zu Hause. Mich ganz ausklinken, um irgendwo in ein Yogastudio zu gehen und mehrere

Stunden lang bei ausgeschaltetem Telefon einfach abtauchen – das ginge in meiner Situation mit dem Kind gar nicht.«

Als alleinerziehende Mutter kann ich das bestens nachempfinden. Denn ein Winterbad ist ja vor allem auch deshalb so effizient, weil der ganze Prozess weniger als 15 Minuten in Anspruch nimmt – jedenfalls wenn man das Glück hat, nah am Wasser zu wohnen, sodass An- und Abfahrt wegfallen. Dann kann man auch blitzschnell auf einen Notfallanruf reagieren, der einen sofort nach Hause beordert, ausgenommen natürlich die kurze Zeit, in der man sich im Wasser befindet.

Da ich als Alleinerziehende nur beschränkt Zeit und Geld habe, genieße ich dieses kostenlose, jederzeit praktizierbare Vergnügen sehr, denn das Meer, die Seen und anderen Gewässer haben schließlich rund um die Uhr geöffnet. Hätte ich einen weiteren Weg oder müsste jedes Mal, wenn ich schwimmen gehen möchte, Eintritt zahlen, könnte ich es längst nicht so oft tun.

Zugehörigkeit

In meinem Leben habe ich sowohl die Rolle als Outsiderin kennengelernt wie auch die der Insiderin und bin überwiegend in Kanada aufgewachsen, einem Land mit einer ausgesprochen diversen Bevölkerung. Daher fällt mir in Finnland das Fehlen von Diversität und Inklusivität in vielen Lebensbereichen wahrscheinlich besonders schmerzlich auf.

In der Großregion Helsinki, in der etwa 1,2 Millionen Menschen leben, ist für 20 Prozent der Bevölkerung keine der offiziellen Landessprachen Finnisch, Schwedisch und Sámi die Muttersprache. Wie in anderen finnischen Großstädten ist es auch dort etwa auf Straßen und in Geschäften vollkommen normal, die verschiedensten Sprachen zu hören, zum Beispiel Englisch, Estnisch, Russisch, Somali, Vietnamesisch und Arabisch. In den Sauna- und Schwimmgemeinschaften vermisse ich jedoch die entsprechende Diversität und Inklusivität.

Ich wende mich an Denise Wall, eine sehr kompetente freischaffende Journalistin, die in Finnland lebt, jedoch aus Trinidad und Tobago stammt. Wall ist eine frühere Kollegin von mir; wir haben viele Jahre lang im Rundfunk zusammengearbeitet. Da wir beide außerhalb Finnlands aufgewachsen sind, haben wir kulturell viele Gemeinsamkeiten.

Sie berichtet mir von ihrer ersten Saunaerfahrung Anfang der Zweitausender, als sie gerade nach Finnland gezogen war und ihr jüngstes Kind auf die Welt gebracht hatte. Walls finnische Schwiegermutter lud sie zu einem traditionellen Saunabesuch im Häuschen der Urgroßmutter des Neugeborenen ein.

»Dieses Erlebnis war ganz wunderbar, ich habe wirklich nur gute Erinnerungen daran. Weil ich da Teil von etwas sein durfte, was sich für mich angefühlt hat wie eine uralte Tradition.«

Jahre später waren Walls Töchter erst in der Kita und dann in der Schule, und sie ging mit ihnen ins nächstgelegene Schwimmbad.

»Ich liebe das Wasser allein schon, weil ich auf den Inseln aufgewachsen bin«, erklärt Wall, die dieses Erbe gern an ihre Töchter weitergeben wollte, und zwar zusammen mit der finnischen Kaltbade- und Saunatradition väterlicherseits. Damals aber, erklärt sie mir, seien sie und ihre Mädchen noch oft angestarrt worden.

»Und in einigen Teilen Finnlands waren Schwarze Menschen auch quasi unsichtbar«, fügt meine frühere Kollegin hinzu, die nun schon seit zwanzig Jahren dort lebt. »Da herrscht dieser komische Widerspruch: Bis zu einem gewissen Grad sind in Finnland alle unsichtbar.« Damit bezieht sie sich auf die natürliche Reserviertheit vieler Finn*innen. »Aber dann gehst du in die Sauna«, fährt sie fort, »und plötzlich sind alle Blicke auf dich gerichtet.«

Da es in vielen Kulturen unüblich ist, kann es auch ein Problem darstellen, sich vor Fremden auszuziehen. »Nichts macht dich verwundbarer als nackt angeguckt zu werden.«

Aber es gibt auch praktische Überlegungen.

»Schwarze Haare sind oft sehr dicht und dick und manchmal trocknen sie auch arg langsam«, sagt Wall. »Und in der Kälte mit nassen Haaren rauszugehen, kann ziemlich ungemütlich sein.«

Das sei deshalb ein so gravierendes Problem, erklärt mir Wall, weil viele Schwarze Frauen den Druck empfinden, stets präsentabel auszusehen.

»Und auch wenn du die natürliche Schönheit an dir liebst, ist da doch immer auch noch diese typisch weiße Perspektive, mit der du es zu tun hast. Die haben viele Schwarze Frauen internalisiert. Und dazu gehört unter anderem der Glaube, das Haar Schwarzer Menschen sei widerspenstig oder zumindest irgendwie falsch.

Trotzdem weiß ich die therapeutische Kraft der Sauna natürlich sehr zu schätzen – weil man in ihr nämlich alles ausschwitzen kann, und das reinigt nicht nur die Haut, sondern bringt auch Klarheit in die Probleme, die einem so durch den Kopf gehen.«

Inklusion

Die kulturelle Infrastruktur in Sachen Sauna und Winterbaden ist überwiegend binär – mit Umkleidekabinen, Duschen und Saunen, die entweder für Männer oder für Frauen bestimmt sind. Was aber ist mit den Menschen, die sich als nicht-binär empfinden?

In Helsinki organisierte 2022 Orlan Ohtonen, von Beruf Kurator*in, Autor*in und Community-Organizer, zusammen mit Künstler*in Ignata Elana und der Kultuurisauna (»Kultursauna«) eine Reihe erfolgreicher genderdiverser Saunaabende. Diese kuratierten Events dürften zu den ersten trans-inklusiven Veranstaltungen Finnlands gehört haben.

»Viele Leute hier sind mit der Sauna aufgewachsen, und für sie ist das etwas sehr Emotionales, weil ihnen nach ihrem Coming-out oder im Zuge ihrer Transition die öffentlichen Saunen nicht mehr zugänglich waren oder nicht mehr sicher für sie«, sagt Ohtonen.

Der Name der Veranstaltungsreihe *Sweat and Tears* (»Schweiß und Tränen«) passt genau, denn für viele der Teilnehmenden sind diese Events tatsächlich sehr emotional und seit vielen Jahren das erste Mal, dass sie wieder in einer gemischten Gruppensauna waren.

»Wenn du in Finnland als Transperson ins Schwimmbad oder in eine öffentliche Sauna möchtest«, sagt Ohtonen weiter, »und du fragst, in welche Umkleide du gehen sollst, heißt es, du kannst dich für eine der beiden entscheiden – Männer oder Frauen. Dabei fühlst du dich weder in der einen noch in der anderen wohl, und sicher sind sie auch nicht unbedingt, weil sie eben für eine binäre Welt geschaffen sind und aktiv zur Unterstützung der Cis-Normativität beitragen. Sodass du angestarrt wirst und dich nicht wohlfühlst.«

Tradition mit Blick auf die Zukunft

Während wir dies schreiben, gibt es Pläne für den Bau einer neuen inklusiven öffentlichen Sauna in Helsinki. In der bisherigen Phase der Projektentwicklung war Ohtonen unter den Expert*innen, die die für den Bau Verantwortlichen in puncto Geschlechterdiversität und Zugänglichkeit berieten. Etwa in der Frage, ob es eine gute Idee sei, auch nicht-binäre Umkleiden mit Räumen für Menschen vorzuhalten, die sich nicht als Mann oder Frau definieren.

In diesem Zusammenhang schlug Ohtonen den Entwurf eines Umhangs oder Mantels vor, der sich schnell überwerfen lässt und die Person, die ihn trägt, so vor neugierigen Blicken schützt, dass sie sich wohler fühlen kann.

Das inklusive Saunaprojekt Seurasauna beruht auf der Idee zweier Kreativer: Katja Ojala und Anna Talsniemi. Die beiden träumen von einer öffentlichen Sauna auf Seurasaari, einer der Inseln vor Helsinki, die sich über eine Brücke erreichen lassen.

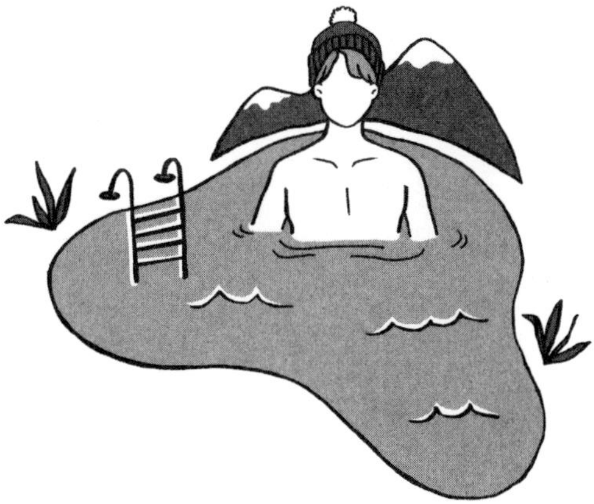

Ojala ist Kommunikationsexpertin und Talasniemi, die ihre Masterarbeit über Saunen geschrieben hat, arbeitet momentan an der Universität von Jyväskylä an ihrer Dissertation. Zusammen möchten die beiden einen Beitrag zu einer neuen finnischen Saunakultur leisten, die sich durch Aufgeschlossenheit, Genderdiversität und Umweltbewusstsein auszeichnet.

»Kultur ist nicht in Stein gemeißelt«, erklärt Ojala. »Und einer sich verändernden Welt mit sich wandelnden Bedürfnissen kann sich die Saunakultur sehr wohl anpassen.«

Ergänzend fügt Talasniemi hinzu: »Wir möchten einen sichereren Ort erschaffen, an dem sich alle wohl- und willkommen geheißen fühlen.«

Wir brauchen mehr Menschen, die zur sanften Erneuerung der Sauna beitragen und erkennen, dass sie ihre Traditionen beibehalten kann, während sie zugleich den veränderten Verhältnissen, die in der Außenwelt herrschen, gerecht wird.

*Für Fremde sind alle Finn*innen Saunaexpert*innen.*

Der finnische Saunakalender

Da die Sauna ein so beliebter Ort für Gemeinschaftsaktivitäten ist, wundert es nicht, dass es im Jahresverlauf viele besondere Gelegenheiten gibt, sich zu treffen und zusammen zu schwitzen.

Die Samstagssauna

Traditionell trifft man sich samstagabends in der Sauna, um im Kreis der Familie Geist und Körper zu entspannen.

Mittsommer-Sauna

Der Höhepunkt des Sommers ist der Mittsommertag *Johannus*, wenn in den meisten Gegenden Finnlands die Sonne kaum untergeht. Diesen hohen finnischen Feiertag begeht man auf ganz besondere Weise – auch in der Sauna. Mit Vorliebe wird er im Kreis von Familie und Freund*innen in einer Hütte am Wasser verbracht. Zu den Traditionen, die diesen Tag begleiten, gehört es zum Beispiel, die Türen mit Birkenzweigen zu schmücken, nicht ohne Saunabesen zu schwitzen und ein Johannisfeuer zu entzünden.

Wenn die Sonne überhaupt nicht mehr hinter dem Horizont verschwindet, sprechen wir vom Naturphänomen der Mitternachtssonne. Bewundern kann man es nur innerhalb des nördlichen Polarkreises. Die Sommersonnenwende, der längste Tag des Jahres, fällt in die Zeit zwischen dem 20. und dem 22. Juni.

Braut-Sauna

Vor einer Hochzeit findet die *Morsiussauna* statt, die die Braut auf die Ehe vorbereiten und sicherstellen soll, dass sie körperlich und seelisch gereinigt in ihren neuen Lebensabschnitt eintritt.

In der althergebrachten Tradition gibt es verschiedene Zaubersprüche und Beschwörungsformeln, um böse Geister zu vertreiben und das Eheleben so glücklich werden zu lassen wie nur irgend möglich. In einem Ritual geht es darum, dass die Trauzeugin die Braut einmal zum Weinen bringen muss. Der Aberglaube dahinter: Wenn sie während ihrer Braut-Sauna keine Träne vergießt, wird sie für den Rest ihres Lebens weinen. Und die Brennnesseln inmitten der Blumen, die den Saunaraum schmücken, sollen daran erinnern, dass sich auch in der schönsten Ehe schwere Zeiten nicht vermeiden lassen.

Die Tradition der Braut-Sauna wird heutzutage oft als eine Form des Junggesellinnenabschieds gefeiert und individuell auf die Persönlichkeit der Braut abgestimmt. Dabei mischt man alte Bräuche mit heutigem Saunaerleben und lässt sich gern auch mit verschiedenen pflegenden Anwendungen verwöhnen.[28]

Kekri-Sauna

In der finnischen und karelischen Kultur gehörte Kekri einstmals zu den wichtigsten Festen. Es fand im Herbst statt, um das Ende der Erntearbeiten zu feiern und das neue Jahr zu begrüßen. Im ersten Saunagang wurde den Geistern der Ahnen Respekt erwiesen, wozu auch die Ausrichtung eines Festmahls zu ihren Ehren gehörte. Der nächste Saunagang war dann für die Lebenden, die schließlich auch die Speisen verzehren durften, sobald sie sich davon überzeugt hatten, dass den Bedürfnissen der Toten Genüge getan war.

Weihnachtssauna

Zu den Weihnachtsbräuchen in Finnland gehört traditionell ein Saunabesuch an Heiligabend oder am 25. Dezember. Zur Vorbereitung wird die Sauna gereinigt; frische Sitzunterlagen und Besen aus Birkenlaub kommen hinzu, um die passende Atmosphäre zu schaffen. Nach den Saunagängen gibt es ein Festessen mit traditionellen finnischen Speisen.

Saunatag
Der zweite Samstag im Juni ist Finnischer Saunatag. Generell ist der samstägliche Saunabesuch eine alte finnische Tradition, heutzutage aber darf gut und gern jeder Tag ein Saunatag sein.

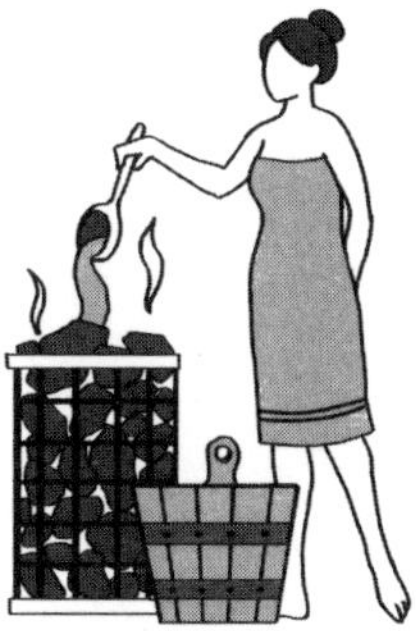

Eine grüne Therapie

Die Natur vitalisiert sowohl geistig als auch körperlich. Ob beim Klang der Stille, beim Plätschern eines Bächleins oder wenn die Vögel singen: Aufenthalte im Grünen wirken sich erwiesenermaßen positiv auf unser Wohlbefinden aus, sie können Stress reduzieren, den Geist beruhigen und unsere Gedanken klären.

Wissenschaftlichen Erkenntnissen zufolge genügen bereits 15 bis 20 Minuten im Grünen, also etwa in einem Park mit viel Baumbestand oder im Wald, um Herzfrequenz, Blutdruck und das Stresshormon Cortisol im Blut zu reduzieren.

Darüber hinaus stärken die in Waldgebieten vorhandenen Mikroben, die wir über die Haut, durch die Atmung und das Verdauungssystem in uns aufnehmen, unsere Immunabwehr. So helfen auch sie uns, gesund zu bleiben.

In vielen Ländern der Welt von Kanada bis Japan verordnen Ärzte und Ärztinnen ihren Patienten jetzt schon eine sogenannte grüne Therapie in Form von regelmäßigen Aufenthalten in der Natur, um ihren Gesundheitszustand und ihr Wohlbefinden zu verbessern.

»In der Sauna stärken wir unsere Verbindung mit der Natur. Sie ist wie eine Tür, durch welche ihre Gäste in eine natürliche Umgebung gelangen. Nach dem Saunabad fühlen wir uns eng mit der Natur verbunden, die uns umgibt, und spüren, dass wir ein Teil von ihr sind«, sagt Laura Seesmeri, Postdoktorandin an der Universität von Turku.

Kreativität in der Sauna

Während mehrerer Aufenthalte und Ausstellungen in Skandinavien ließ sich der britische Künstler Barry Sykes vom traditionellen Saunaritual inspirieren. Die Sauna als Schauplatz von Interaktionen und kreativen Prozessen regte ihn zu seinen Live-Zeichen-Performances an. Dabei lässt er die Hitze das Ihre beitragen und seinen Arbeiten den gewissen verschmierten Touch verleihen.

Sykes organisiert zahlreiche Veranstaltungen unterschiedlichster Art in der Sauna, zum Beispiel eine Lesegruppe oder Workshops, um Ideen, Interaktionen und kreative Prozesse in Gang zu setzen – mit der Unterstützung eines schönen *löyly*.

Kapitel 6

Hygge auf finnische Art

Wohl die meisten sind heute mit dem dänischen Begriff *hygge* vertraut, der beinhaltet, es sich zu Hause gemütlich zu machen und zu entspannen. Dass diese Idee seit einigen Jahren auf der ganzen Welt bekannt ist, liegt nicht zuletzt an Meik Wiking, dem CEO des Happiness Research Institute in Kopenhagen und Autor des 2016 erschienen Buchs *Hygge – ein Lebensgefühl, das einfach glücklich macht* (engl.: *Little Book of Hygge*).

Wiking zufolge bezeichnet Hygge einen Lebensstil, den es in der dänischen Kultur schon immer gegeben hat. Demnach steht Hygge für Gemütlichkeit, Geborgenheit und Freude am Zusammensein mit anderen Menschen. Für Kerzenlicht, kuschelig warme Pullover und Wollsocken. Aber auch für ein Stück Kuchen, eine Tasse Tee oder Fleischklößchen, die mit einer großen Portion Liebe zubereitet wurden. Für die Dänen ist Hygge gleichbedeutend mit einem Gefühl von Ruhe und Sicherheit.

Als Carita Meik Wiking vor einigen Jahren während seines Finnlandbesuchs in Jyväskylä traf, lud sie ihn in eine traditionelle

Sauna am Ufer des Päijänne-Sees ein. Anschließend sagte er ihr, dass so ein Saunabad viel mit Hygge zu tun habe. Bei beidem gehe es darum, Zeit mit anderen zu verbringen, die einfachen Dinge zu genießen und im Augenblick zu leben. »Außerdem«, fügte er im Spaß hinzu, »ist das sanfte Licht in der Sauna ausgesprochen hygge – und sehr schmeichelhaft.«

»Für die Finn*innen ist ihre Version von Hygge eben das Saunabad«, meint Carita. »Für uns war die Sauna schon immer der perfekte Rückzugsort – hier ist es schön warm und gemütlich, die Welt noch in Ordnung, und die Sorgen sind ganz weit entfernt.«

Sinnliche Erfahrungen

Wie Carita sagt, beruhen die Erfahrungen, die wir in der Sauna machen, auf der Zusammenarbeit unserer Sinne.

»Wenn wir die Augen schließen, spüren wir, dass unser hyperaktives Hirn allmählich langsamer wird und wir einfach *sein* können – ohne Druck und ohne jede Verantwortung. Wir werden achtsamer und mit zunehmender Entspannung kommt auch unser Geist zur Ruhe. Die Sauna fördert das kreative Denken und sorgt dafür, dass wir Dinge klarer sehen können.«

Wir Menschen haben im Wesentlichen fünf Sinne, die es uns ermöglichen zu sehen, zu riechen, zu berühren, zu schmecken und zu hören.

»Die Sinne prägen unser Verständnis von uns selbst und der Welt um uns herum«, sagt Carita. »Viel Schönes wie köstliches

Essen, gute Musik oder eine schöne Landschaft könnten wir gar nicht genießen, hätten wir nicht unsere Sinne. Wie wir die Sinnesreize wahrnehmen, die wir empfangen, entscheidet sich im Gehirn. Und das kann ganz unterschiedlich sein.«

Bei einer gelungenen Saunaerfahrung sind alle unsere Sinne beteiligt.

Für den ersten Saunabesuch empfiehlt Carita die Begleitung einer saunaerfahrenen Person, die dafür sorgt, dass alles so verläuft, wie es den Bedürfnissen des Neulings entspricht.

»Die folgenden Saunabesuche kann man dann den eigenen Wünschen entsprechend gestalten«, sagt sie weiter. Dafür schlägt sie allen Sauna-Anfänger*innen vor, sich selbst diese vier Fragen zu beantworten:

Was könnte das Saunabad zu etwas ganz Besonderem für mich machen?

Welche Klänge, Gerüche und Empfindungen würde ich mir wünschen?

Soll es in meiner Wunsch-Sauna dunkel sein, sodass ich intensiver riechen und hören kann?

Oder sollte meine Lieblingssauna idealerweise eine schöne Aussicht bieten, sodass sie mir zu unvergesslichen visuellen Eindrücken verhilft?

Mit diesen Fragen verbindet Carita die Hoffnung, dass die Gäste lernen, mehr im Moment zu sein, sich zu entspannen und das Saunaerlebnis mit allen Sinnen auszukosten.

Carita zufolge ist auch die Vorbereitung bereits ein wichtiger Bestandteil des Rituals.

»Gönnt euren Sinnen etwas Ruhe, bevor ihr in die Sauna geht«, empfiehlt sie. »Um euch auf das Dampfbad einzustimmen, eignet sich zum Beispiel ein Spaziergang im Grünen gut.«

Weitere Ratschläge lauten: nicht mit vollem Bauch in die Sauna, sondern lieber nur einen leichten Snack zu sich nehmen und ein, zwei Glas Wasser trinken.

Zieh auch gern deinen Bademantel schon eine Weile vorher an, wenn du Lust dazu hast. Und solltest du selbst die Sauna anheizen, ist auch das schon eine Möglichkeit, deine Sinne auf das Bevorstehende einzustimmen.

Zur Unterstützung deines Saunaerlebnisses kannst du sogar ein paar kleine mentale Übungen machen, etwa die Augen schließen und bis zehn zählen, um die Gedanken von deinen Sorgen abzulenken und geistig zur Ruhe zu kommen.

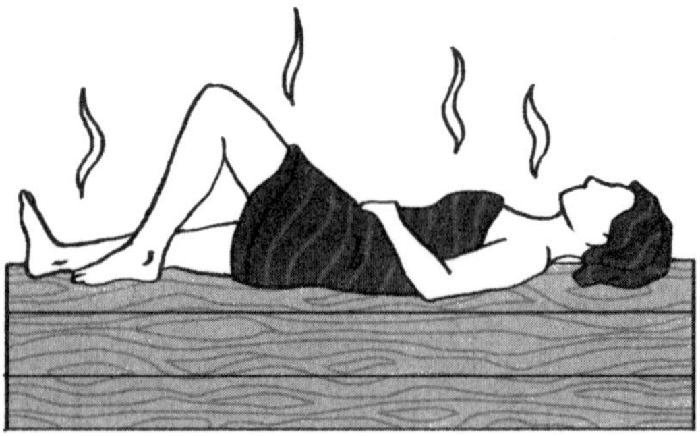

Caritas Tipps für ein Saunaerlebnis mit allen Sinnen

1. Erspüren

Dank seiner Rezeptoren, die Informationen ans Nervensystem weitergeben, ermöglicht es uns der Tastsinn, alles zu spüren, was mit unserer Haut in Kontakt kommt. Diese Rezeptoren sorgen auch dafür, dass wir uns unserer Bewegungen und Körperstellungen bewusst werden. Nicht zuletzt aufgrund dieses Empfindungsvermögens der menschlichen Haut gehen die Finninnen und Finnen auch möglichst oft nackt in die Sauna. So bekommt man nämlich am ehesten ein Gespür für das Dampfbad.

Hier noch ein paar Fragen, die du dir beim Schwitzen stellen kannst:

- Wie fühlt sich die Wärme auf deiner Haut an?
- Was spürst du, wenn sich die Schweißperlen auf der Haut bilden?
- Wie breitet sich der *löyly* im Raum aus? Wie fühlt es sich an, wenn der Wasserdampf auf deine Haut trifft?
- Aus welchen Materialien sind dein Handtuch, dein Bademantel und die Sitzunterlagen auf den Bänken?
- Wie fühlt sich das Holz der Saunabänke auf der Haut an?

- Wie ist der Boden außerhalb des Schwitzraums? Glitschig? Warm oder kalt?
- Ist der Wassereimer in der Sauna schwer? Wie fühlt sich sein Griff an oder auch die Schöpfkelle?
- Ist das Wasser im Eimer warm oder kalt?

2. Hören

Unser Hörvermögen informiert uns über die Dinge, die um uns herum geschehen. Es registriert verschiedene Geräusche, unterscheidet sie nach Höhe und Lautstärke und hilft uns, ihre Quelle zu lokalisieren. Mit der Zeit lernen wir, vertrauten Klängen eine Bedeutung zuzuordnen.

In der Sauna sollte es idealerweise keine Störgeräusche geben, also etwa kein Motorengebrumm von draußen. Nimmst du trotzdem solchen Lärm wahr, solltest du versuchen, dich stattdessen auf den Klangteppich der Natur zu konzentrieren.

Es braucht keine Musik, um sich auf die Sauna einzustimmen, jedoch hat sie sich vielfach als gesundheitsfördernd erwiesen. Da aber nicht alle Menschen Musik gleich erleben, solltest du dir gut überlegen, welche du in der Sauna spielst – wenn überhaupt – und was für eine Atmosphäre du damit erzeugen möchtest.

Das in einer finnischen Sauna wichtigste Geräusch dürfte ohnehin das Zischen des *löyly* sein.

Hier noch ein paar Fragen, die du dir im Dampf stellen kannst:

- Was für ein Geräusch erzeugt der Ofen, wenn das Wasser in Kontakt mit den Steinen kommt?
- Wie reagieren die Steine auf das Wasser?
- Hörst du das Spritzen oder Gurgeln vom Wasser? Was vernimmst du in der Dusche oder im Waschraum? Hört sich das Wasser wie Regen an?
- Hörst du von draußen den Gesang der Vögel, das Säuseln oder Heulen des Windes, das Plätschern des Regens?
- Was für Geräusche macht der Saunaofen? Hörst du ein Knistern, das Knacken von Holz oder die leisen Bewegungen der Glut?
- Du hast einen Saunabesen? Was ist zu hören, wenn du dir sanfte Schläge mit ihm versetzt?

3. Sehen

Das Sehvermögen ist mit der am höchsten spezialisierte und komplexeste unserer Sinne. Die Augen versorgen uns ständig mit enormen Mengen an Information, die wir empfangen und verarbeiten. Sage und schreibe 80 Prozent unserer Wahrnehmungsfähigkeit sind der Auswertung visueller Informationen vorbehalten.

Um eine erholsame Atmosphäre zu erzeugen, sind Saunen oft nur schwach beleuchtet. Aber du kannst während des Dampfbadens die Augen gern auch schließen und deinen anderen Sinnen die Regie überlassen.

Ein paar Fragen, die du dir in der Sauna stellen kannst:

- Wie sieht es in der Sauna aus? Ist das Holz der Bänke hell oder dunkel? Empfindest du die vorherrschenden Farben eher als harmonisch oder kontrastreich, eher als leuchtend oder gedeckt?
- Wie steht es um die Beleuchtung? Ist es in der Sauna eher schummrig oder gar dunkel? Wie wäre es, wenn jemand eine Laterne hereinbringen würde?
- Vorausgesetzt, der Ofen wird mit Holz beheizt: Kannst du das Feuer sehen und das Holz, wie es brennt?
- Hat der Schwitzraum ein Fenster? Bietet es eine schöne Aussicht? Siehst du Wald, ein Stück Küste, den Sonnenuntergang oder vielleicht den Mond? Welche Farben nimmst du wahr, wenn du aus dem Fenster blickst?
- Wie sehen die Textilien in der Sauna aus? Passen die Farben gut zueinander? Gibt es dekorative Elemente, an denen sich die Saunabesucher*innen erfreuen können, wie etwa Kerzen? Vielleicht gibt es einen Saunawichtel, eine traditionelle Figur, die dem Schutz der Sauna und ihrer Besitzer gewidmet ist und ein wenig wie ein Gartenzwerg aussieht?

4. Riechen

Der Geruchssinn unterrichtet uns über die Luft, die wir atmen, und das Essen, das wir zu uns nehmen. Er ermöglicht uns die Unterscheidung von Gerüchen sowie deren Ortung.

Düfte und Gerüche können angenehme wie auch unangenehme emotionale Reaktionen auslösen und Erinnerungen hervorrufen. Manchmal können wir einen Duft nicht erkennen, verbinden ihn aber dennoch mit einem Gefühl, das sich in Worte fassen lässt. Ob etwas gut riecht oder stinkt – da haben wir alle unsere persönlichen Vorlieben und Abneigungen, sodass eigentlich jede*r in seiner eigenen Geruchswelt lebt.

Fragen, die du dir in der Schwitzkammer stellen kannst:

- Wie riecht es in der Sauna? Hat sie einen eigenen Geruch – zum Beispiel nach Birke, Kiefer oder Wacholder?
- Riecht es sauber?
- Wie würdest du den Geruch des brennenden Holzes beschreiben?
- Angenommen, du trägst etwas auf deine Haut auf, Honig zum Beispiel oder Heiltorf: Wie würdest du diesen Duft beschreiben?
- Wie riecht es an dem Ort, an dem du dich nach der Sauna abkühlst? Ist der Herbst schon angebrochen? Oder riechst du die ersten Frühjahrsblumen?

5. Schmecken

Nach der Sauna sind all unsere Sinne geschärft, so auch der Geschmackssinn. Der beruht nicht nur auf Gerüchen, sondern auch auf den verschiedenen Geschmacksnoten, wobei beide Sinne einander beeinflussen.

Noch ein paar Fragen, die du dir hierzu stellen kannst:

- ❄ Kannst du den Gästen nach der Sauna einen kleinen Snack anbieten? Vielleicht frisches Obst oder eine Nussmischung? Verschiedene Sorten Tee und aromatisiertes Wasser?
- ❄ Nach dem Saunabad muss man viel Wasser trinken, um den Flüssigkeitshaushalt auszugleichen. Wie schmeckt das Wasser, wenn du etwas Zitrone, eine Handvoll Kräuter oder Beeren hinzugibst?

Zusätzlich zu unseren Hauptsinnen aktiviert die Sauna auch noch andere Empfindungen. Überleg mal:

- ❄ Wie fühlt sich das Schwitzbad im Sitzen an?
- ❄ Angenommen, die Bänke sind lang und breit genug: Kannst du dich hinlegen? Und wie fühlt sich *das* an?
- ❄ Spürst du, wie sich deine Muskulatur entspannt?
- ❄ Tut dir ein sanftes Stretching gut?
- ❄ Wie fühlst du dich körperlich nach dem Saunabad im Vergleich zu vorher?

- Spürst du eine Anspannung in den Muskeln, der du mit ein paar leichten Dehnübungen in der Sauna entgegenwirken könntest?
- Nimm kaltes Wasser mit in die Sauna. Wie fühlt es sich auf deinem Körper an? Und wie fühlt sich ein feuchtes Handtuch an?

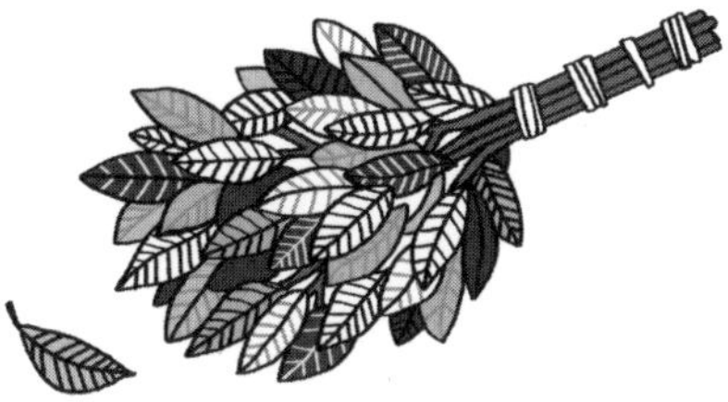

Sauna und Hautpflege

Im Jahr 2020 war Luonkos einer der ersten Hersteller von Gesichts- und Körperpflegeprodukten, die einen von der finnischen Firma Uute Scientific entwickelten Extrakt aus Waldmikroben verwendeten. Unter dem Namen Reconnecting Nature unterstützt und stärkt die Substanz das menschliche Immunsystem. Bei Luonkos wird der Extrakt den natürlichen Reinigungs- und Pflegeprodukten für Gesicht, Körper und Haar beigegeben, die außerdem Auszüge aus der Rinde finnischer Birken sowie Hafer und Gerste enthalten. Alle Artikel werden per Hand in der Küstenstadt Naantali hergestellt; die Verpackungsmaterialien enthalten kein Mikroplastik und sind biologisch abbaubar.

Was aber hat diese Neuentwicklung denn nun mit der Sauna zu tun?

Ganz einfach: Die Inspiration kam den Luonkos-Gründer*innen beim Wechsel zwischen Heiß und Kalt von Sauna und Winterbad. Später wurden die sechseckigen Formen, in denen einige der Produkte hergestellt werden, in der Sauna getestet, weil das dort gut ging, ohne zu viel Chaos anzurichten, und sie dann in der Wärme auch ganz von selbst trocknen konnten.

Traditionelle Heilmethoden und Volksmedizin

Carita kontaktiert die *perinnesaunottaja* oder Volksheilerin Maaria Alén, die sich auf Saunabehandlungen spezialisiert hat. Die Rede ist von Heilpraktiken, Kenntnissen und Fähigkeiten, die von Generation zu Generation weitergegeben werden.

Zu den einfachsten Methoden der finnischen Volksmedizin gehören Waldspaziergänge und Bäder in natürlichen Gewässern. Aber der Hit und fast bei der ganzen Bevölkerung beliebt ist doch immer noch die Sauna.

Feste Bestandteile im Repertoire der finnischen Volksmedizin sind außerdem:

- Massagen
- das blutige Schröpfen, bei dem die Haut zuvor an den entsprechenden Stellen angeritzt wird
- das Einrichten der Knochen, eine Massageform, die sich hauptsächlich auf Gelenke und Wirbel konzentriert
- eine auf organischem Gemüse, Kräutern und Heilpflanzen beruhende Ernährung.

Alén, Mitbegründerin der *Association of Traditional Sauna Healers*, begann sich vor etwa zehn Jahren für das Studium der Saunakultur zu interessieren, weil sie den Eindruck gewonnen hatte, deren Bedeutung und tieferer Sinn seien der Vergessenheit anheimgefallen.

»Die Sauna war jahrtausendelang ein heiliger, reinigender Ort und fungierte als Mittelpunkt der gemeinschaftlichen Rituale für die Familie und den Clan, insbesondere anlässlich der großen Feste im Jahreskreis«, erklärt Alén.

Im Lauf der Zeit gingen einige dieser jahrhundertealten Heiltraditionen, Rituale und spirituellen Praktiken verloren. Wie mir Alén erklärt, war eine der wichtigsten Feiern Kekri, eine Kombination aus Erntefest und Totengedenken. Im Rahmen spezieller Übergangsriten, etwa wenn ein Mädchen zur Frau wird, zur Verbesserung der Fruchtbarkeit oder angesichts einer persönlichen Krise kommen bestimmte Rituale zum Einsatz, die auf alten Beschwörungen und traditioneller Folklore beruhen.

Eine ihrer Aufgaben sieht Alén darin, das Bewusstsein für die spirituellen und rituellen Dimensionen rund um die Sauna sowie für ihre Einbindung in den Zyklus des Lebens zu schärfen. Hierfür gibt sie ihr Wissen an diejenigen weiter, die neu in die traditionelle Saunaheilkunde einsteigen wollen. Sie beobachtet ein wachsendes Interesse an dem Gebiet – nicht nur in Finnland, sondern auch von auswärts.

Runen, Zauber und Lieder

Die immaterielle Seite der traditionellen finnischen Heilkunst beruht auf Folklore. Hierzu zählen Lieder, Gedichte und Zauberformeln, die mit der Sauna in Zusammenhang stehen.

Ein *loitsu* (»Beschwörung, Zauberspruch«) von Alén setzt sich aus traditionellen Textzeilen verschiedener Quellen zusammen. Benannt ist es nach der Göttin der Sauna und des *löyly* »Sanervatar«, die zur Heilung von Krankheiten angerufen wurde.

Womit ich bade und du badest,
Es sind die Tröstungen der Natur
Ich kann diese Rätsel lösen
Diese Sorgen verschwinden
Diese Krankheiten und Leiden können geheilt werden
Diese Berge gilt es zu bezwingen

Wie dieser *loitsu* nahelegt, wurden Kranke und Verletzte früher gewöhnlich in der Sauna behandelt und geheilt.

Alén zufolge hat das neu erwachte Interesse an der Volkskultur noch einen weiteren Vorteil: Die unter Anleitung durchgeführten Saunatraditionen geben den Menschen eine Möglichkeit, in unserer heutigen geschäftigen Welt für kurze Zeit zur Ruhe zu kommen.

»Sie alle sehnen sich nach Verbundenheit und gemeinsamen Erfahrungen, nach dem Gefühl der Zugehörigkeit zu einer Gemeinschaft.«

Nordlichter

Ein anderer Zauber findet sich in der Natur. Fast 75 Prozent der Landfläche Finnlands bestehen aus Wald, was es zu einem der Länder mit der größten Walddichte in Europa macht. Mehr noch: Lappland, der nördlichste Teil Finnlands, ist eine der letzten Regionen unberührter Wildnis auf dem Kontinent und damit wohl nicht ganz zufällig Wunschziel eines manchen Vielreisenden.

Wenn Lappland in den kalten Monaten zu einem verschneiten Winterwunderland wird, gibt es dort viele Attraktionen. Zu den größten gehört ein spektakuläres Naturphänomen, bei dem tanzende Lichter den Nachthimmel erstrahlen lassen. Die auch als Aurora Borealis bekannten Nordlichter entstehen, wenn elektrisch geladene Partikel und Atome der Sonne auf die Erdatmosphäre treffen. Diese Kollisionen erzeugen atemraubende Lichter in herrlichen Grün-, Blau-, Violett- und Gelbtönen über dem magnetischen Nordpol.

Auf Finnisch heißen die Nordlichter *revontulit* (»Fuchsfeuer«). Bei dem legendären Feuerfuchs handelt es sich um eine mythische, scheue Kreatur, die über das Land jagt und mit dem Schwanz Funken schlägt. Aber es gibt noch sehr viel mehr Mythen und Legenden über die Herkunft der Lichter und ihre Bedeutung.

Wie du dir vielleicht vorstellen kannst, ist es eine der fantastischsten Erfahrungen, die man nur machen kann, einen Saunabesuch mit einem Eisbad zu krönen – und dabei das Glück zu haben, zugleich die Polarlichter bewundern zu können. Carita hat dieses Naturphänomen an einem der denkbar exotischsten Orte überhaupt erlebt: in einer Eissauna.

Eissaunen

In Lappland entstehen alljährlich in den Wintermonaten, wenn die Temperatur bis minus 30 Grad Celsius absinken kann, einige Eissaunen.

Im Pyhäpiilo (»heiliges Versteck«) bei Ruka, einem bedeutenden finnischen Skigebiet, wird seit über 20 Jahren immer im Dezember eine Eissauna errichtet. Auch das Wasserbecken für das Kältebad nach der Sauna besteht aus Eisblöcken, die aufbewahrt und alljährlich wiederverwendet werden.

»Wenn du die Nordlichter in einem derart surrealen Ambiente wie in Lappland siehst – oder eigentlich egal, wo –, wird dir auf ganz wunderbare Art und Weise klar, dass du nur ein winziger Teil dieses Universums bist«, sagt Carita, die diese Erfahrung bereits mehrfach gemacht hat, unter anderem im Pyhäpiilo. Wie sie gesteht, tut auch sie zunächst einmal genau das, was viele Touristen tun: Sie macht als Erstes ein Foto von den Lichtern. Dann aber steckt sie ihr Handy gleich wieder ein, um sich ganz auf die Lichterpracht zu konzentrieren – in Echtzeit.

Viele installieren auch Polarlicht-Alarm-Apps auf ihrem Handy, die sie informieren, sobald die entsprechende meteorologische Aktivität einsetzt und das magische Lichterspektakel sich ankündigt.

Schneesauna

In Rovaniemi, der Hauptstadt Finnisch-Lapplands weiter nördlich von Ruka, entsteht alljährlich im Winter das *Arctic Snow Hotel*. Es kann 70 Gäste beherbergen, und alles, inklusive der Möbel besteht aus Schnee – ja, sogar die Betten, die allerdings mit Fellen und Schlafsäcken ausgestattet sind.

Aus Schnee und Eis sind auch die Saunen im Hotel, nur die Bänke sind aus Holz. Und auch wenn die Wände eisige Kälte abstrahlen, sorgt der dichte Wasserdampf doch dafür, dass es im Schwitzraum warm bleibt.

Wie aber schaffen die Betreiber es, dass die Luft Stunde um Stunde ihre Temperatur von durchschnittlich 65 Grad Celsius behält und trotzdem der Schnee nicht schmilzt? Ganz einfach: In diesem Hotel gibt es mehrere Saunen nebeneinander, und das Heizgerät wird von einer in die nächste transportiert, sodass zwischen den Dampfbädern der Schnee schön kühl bleibt.

Sowohl Eis- als auch Schneesaunen sind gute Beispiele für Innovationen im Umgang mit Hitze und Kälte, denn ihr Bau und ihre Pflege ist in vielerlei Hinsicht sehr anspruchsvoll, nicht zuletzt in puncto Sicherheit – ein wichtiges Thema für Gebäude, die leicht schmelzen können.

Viele, auch Carita, sagen übrigens, der *löyly* in Eis- oder Schneesaunen sei sehr weich und viel feuchter als in herkömmlichen Saunen.

In der Wildnis

Ganz typisch für Nordeuropa ist: Abgesehen von den zahllosen Hotelsaunen in Lappland gibt es selbst in der Wildnis noch eine Reihe weiterer relativ gut zugänglicher und preiswerter Gelegenheiten, um Hitze und Kälte zu erleben. So befinden sich allein in den 41 Nationalparks, die sich über ganz Finnland bis hoch nach Lappland erstrecken, zahlreiche öffentliche Saunen, die für wenig Geld besucht oder gemietet werden können.

Einer der zweifellos beeindruckendsten Orte für Sauna- und Kaltbadeerleben in Lappland befindet sich in der unberührten Natur des Kiilopää Fell Center, das von der Finnischen Outdoor-Vereinigung Suomen Latu betrieben wird.

Das bei Wanderern und anderen Outdoor-Enthusiasten sehr beliebte Kiilopää liegt in der Nähe des Urho Kekkonen Nationalparks, der nach dem bekanntesten Saunaliebhaber unter den Präsidenten des Landes benannt wurde. Der Park ist Teil eines der größten Landschaftsschutzgebiete; und mitten in dieser großen Wildnis befindet sich die rustikale Rauchsauna vom Kiilopää oberhalb eines Flüsschens, das im Winter gefriert und mit die magischsten Eislocherfahrungen bereithält.

Der einzigartige Zauber dieser Stätte für ganz besondere heißkalte Erfahrungen liegt wahrscheinlich in ihren kulturellen Wurzeln begründet. Das Saunazentrum wurde kürzlich renoviert und von dem Architekten und Saunaexperten Risto Vuolle-Apiala in seinen Originalzustand zurückversetzt – dem Mann, der auch die Sammlung alter Rauchsaunen gerettet hat, die heute das Saunadorf in Jämsä bilden. Nach alter Saunatradition sind die Bänke im Verhältnis zum Ofen etwas höher als sonst üblich – mit der Folge, dass die Saunagäste ziemlich warme Zehen bekommen. Und vielen wird, wie sie sagen, dort auch ums Herz ganz warm.

Kein Wunder, dass wir uns nach der Sauna nicht nur sauber und schön fühlen, sondern auch innerlich erfrischt – wie neugeboren.

Geeignete Orte für ein Winterbad

In ganz Finnland unterhalten Gemeinden, Städte und Freiwilligenverbände zahlreiche Schwimm- und Badegelegenheiten im Freien, von denen einige sogar über geheizte Umkleiden, Duschen und Saunen verfügen. Viele beherzte Wasserratten gehen allerdings auch ohne Aufwärmen durch die Sauna oder heiße Dusche gern täglich ins kühle Nass. Leider gibt es keine vollständige englischsprachige Liste der Orte, an denen man gefahrlos kalt baden kann. Online kann man aber unter dem Stichwort »winter swimming« und der Angabe einer bestimmten Region schon einiges finden.

In vielen öffentlichen Hallenbädern Finnlands gibt es Kaltwasserbecken mit einer Temperatur zwischen acht und zwölf Grad Celsius. Das ist ein geeigneter Anfang, um sich allmählich an kühleres Wasser zu gewöhnen.

Und da alles relativ ist, möchten wir auch noch kurz daran erinnern, dass das finnische Winterschwimmen in der Regel bei Temperaturen unter vier Plusgraden stattfindet. Während in anderen Gegenden der Welt schon alles unter 20 Grad Celsius als kalt gilt.

Tipps für die Saunatherapie zu Hause

- Trage alle Anwendungen auf die saubere, warme Haut auf. So kann sie die therapeutischen Inhaltsstoffe am besten aufnehmen.

- Der finnischen Volksmedizin zufolge kannst du alles, was essbar ist, mit demselben Ergebnis auch auf die Haut auftragen. Ganz so ist es natürlich nicht; in Wahrheit wirken Salz, Honig und Hafer höchst unterschiedlich, je nachdem, ob du sie innerlich oder äußerlich anwendest.
- In der Saunawärme entspannt der Körper, die Poren öffnen sich, Stoffwechselschlacken werden entfernt, und die Haut wird auf natürliche Weise gereinigt. Zusätzlich lassen sich viele Kräuter und andere traditionelle Zutaten in der Sauna einsetzen, wie zum Beispiel Birken- und Wacholderzweige, Schmalblättriges Weidenröschen, Mädesüß, Schafgarbe, Huflattich, Frauenmantel, Brennnesseln und Rotklee, um die gesundheitsfördernden und verschönernden Wirkungen des Schwitzens zu verstärken. Schafgarbe zum Beispiel, die sowohl adstringierend als auch antiseptisch wirkt, kann Poren optisch verkleinern und Akne reduzieren. Teste alle Naturprodukte vor der ersten Anwendung immer auf einer kleinen, unauffälligen Stelle der Haut. So findest du heraus, wie deine Haut darauf reagiert, und kannst Allergien vermeiden.

Quelle: Virpi Raipala-Cormier, *Frantsila, Luonnon Kotiapteekki* (»Die Apotheke der Natur«)

Kapitel 7

Besondere Menschen: Inspiration und Bedenkenswertes

An einem Freitagmorgen im November, knapp ein Jahr, nachdem Carita und ich zu unserer gemeinsamen Reise in die heißkalte Welt aufgebrochen sind, treffen wir uns im Hafen von Helsinki auf einer der lokalen Fähren. Wir wollen uns zusammen auf ein weiteres Abenteuer begeben, eines von Dutzenden, die wir seit unserer ersten Begegnung unternommen haben. Während wir unseren Kaffee trinken, verlässt das Schiff das Hafenbecken und wir tauschen Neuigkeiten aus; Carita arbeitet nämlich seit ein paar Tagen in der Stadt.

Am gestrigen Nachmittag haben wir uns im schicken Sauna-Restaurant-Komplex Löyly getroffen, wo ich Kollegen von ihr kennenlernen sollte. Die drei Saunen waren ziemlich voll, und irgendwann fand ich mich im Gespräch mit Nikita Miltiadou, einem Australier der ersten Generation, der zusammen mit seiner Partnerin Inga Sommerfeld erst kürzlich die Blue Mountains Sauna eröffnet hatte, eine der ersten finnischen Saunen auf seinem Heimatkontinent.

Während wir so miteinander plauderten, wurde uns plötzlich klar, dass er Arbeiten von mir kannte und ich mit seinem Wirken vertraut war. Dann gingen wir zusammen in die Rauchsauna und sprachen dort weiter: über die Kraft von Hitze und Kälte und den Gemeinschaftssinn, der in ihnen entsteht.

»Saunen haben etwas echt Spezielles an sich, etwas ganz Einzigartiges«, sagt Miltiadou, »nicht nur, weil man sich in ihnen so gut entspannen kann, sondern auch, weil sie Leute zusammenbringen und einen wahren Gemeinschaftsgeist erzeugen.«

Miltiadou befand sich auf Einladung von Caritas Organisation *Sauna for Finland* in Helsinki, die seine Firma auf ihrer Jahresversammlung am Nachmittag mit einem Zertifikat für besondere Authentizität ausgezeichnet hatte.

Jede Sauna hat ihre ganz eigene Seele.

Sauna und Eis als Therapie

Die Inspiration zur *Blue Mountains Sauna* in der Nähe von Sydney in New South Wales verdankte Miltiadou, wie er sagte, Inga.

»Inga ist in Russland und Deutschland aufgewachsen. Und in einer ihrer ersten Kindheitserinnerungen kühlt sie sich nach einem Saunagang im sibirischen Schnee ab. Und da sie praktisch mit der Saunakultur groß geworden ist, hatte sie auch schon relativ früh die Vision, sie nach Australien zu bringen.«

Dort gab es zu der Zeit zwar schon Saunen, erklärt mir Miltiadou, was aber fehlte, waren die echten mit *löyly*, entsprechender Etikette und authentischen Ritualen.

»Deshalb wollten wir einen Ort erschaffen, an dem Menschen aller gesellschaftlichen Schichten ganz einfach und sicher in den Genuss der mentalen und körperlichen Wohltaten einer europäischen Sauna mit anschließendem Kaltwasserbad kommen konnten«, sagt er weiter. »Denn solche Orte, an denen sie einander begegnen und sich wirklich kennenlernen können, brauchen die Menschen. Und bei uns gelingt ihnen das ganz wunderbar. Es gab da mal ein Mutter-Tochter-Paar; als sie anfangs in die Sauna kamen, war ihr Verhältnis zueinander ziemlich schwierig. Jetzt haben sie mir gegenüber davon geschwärmt, wie gut ihnen die regelmäßigen Besuche bei uns tun. Weil sie sich im Dampfbad richtig aussprechen und ihre Differenzen beilegen konnten.«

Hyvien tyyppien sauna – besondere Menschen im Saunaumfeld

Etwas, worüber Carita und ich uns oft austauschen, sind besondere Menschen. Der finnische Begriff dafür lautet *hyvät tyypit*, und gemeint sind damit anständige Menschen, die versuchen, die Welt zu einem etwas besseren Ort zu machen. Zu ihnen gehört zweifellos Tea Lindberg, die Besitzerin und Leiterin der

Villa Furuvik, die sie zusammen mit ihren beiden kleinen Kindern auch bewohnt. Im Großraum Helsinki gehört sie zu den wenigen erfolgreichen unabhängigen Saunabetreiberinnen. Darüber hinaus hat sie eine Online-Buchungsplattform für Saunen in Finnland aufgebaut, die inzwischen auch international wächst.

Lindberg begrüßt uns mit einem warmen Lächeln und nimmt uns mit in die Meeressauna, die ein großes Fenster mit Blick auf die See hat. Als wir unsere Badeanzüge anhaben, richten wir uns auf ein schönes Dampfbad ein und fragen sie, wie sie zu dieser Sauna und der Villa am Meer gekommen ist.

»Das war fast zufällig«, erklärt Lindberg uns. Eigentlich war sie zu dem Zeitpunkt auf der Suche nach einem nicht allzu weit vom Stadtzentrum entfernten Ferienhäuschen. Dann erzählten ihr mehrere Leute von dieser historischen Villa, die zum Verkauf stand. Sie erwarb sie sofort, und zwar anders als geplant, um mit ihrer Familie darin zu leben. Da aber das Haus sehr viel Platz bot und sie einen Hintergrund im Gastgewerbe hatte, erkannte sie auch sein geschäftliches Potenzial. Also renovierte sie die beiden Saunen und fing bald an, Veranstaltungen zu organisieren, wie Saunaabende oder auch private Partys. Gerade Abschiedsfeten für Junggesellen und Junggesellinnen oder Geburtstage werden wie andere Festivitäten auch gern mit einem Saunabesuch verbunden.

Eine Idee von ihr war die *hyvien typpien aamusauna* (wortwörtlich »Morgensauna für besondere Menschen«). Zum Teil schlug sich darin noch die Zeit unmittelbar nach Corona nieder, in der sich viele auch weiterhin isoliert fühlten und sich nach sozialer Verbundenheit sehnten.

Dieses Angebot umfasst einen morgendlichen Saunabesuch mit anschließendem kühlem Bad im Meer vom hauseigenen Holzsteg aus, der mit traditionellen Flickenteppichen aus ausrangierten Heimtextilien geschmückt ist. Obendrauf gibt es sogar noch ein Frühstück.

»Das ist doch ein guter Start in den Tag«, sagt Lindberg.

Während wir rausgehen, um uns abzukühlen, frage ich sie, ob sie sich als Pionierin im lokalen Saunageschäft betrachtet.

»Ich hab schon immer Dinge einfach gemacht, ohne mich für eine Wegbereiterin oder so zu halten«, gibt sie zurück, während wir die Stufen hinabsteigen, die ins Meer führen.

Carita ist derweil in der warmen Sauna geblieben, und auch wir kehren nach einigen Minuten dorthin zurück. Und wie es einem an diesem Ort mit Leuten, die man gerade erst kennengelernt hat, manchmal so geht, ermutigt uns der sanfte Wasserdampf, ganz offen über eine Reihe von Themen zu sprechen, angefangen bei Politik über Geschäftliches bis hin zum Klimawandel.

Hinterher zeigt uns Lindberg noch die einfachen Energiesparmaßnahmen, die sie ergriffen hat, zum Beispiel die Versiegelung des zweiten Fensters und eine geringfügige Absenkung der Decke im Schwitzraum. Außerdem stellt sie immer ein paar Eimer mit Wasser auf die Bänke, damit die Tür zu den Duschen nicht unnötig oft geöffnet werden muss.

Die Zeit mit Lindberg habe ich als ebenso informativ wie inspirierend empfunden. Beeindruckend, wie freigebig sie ihr Wissen mit uns geteilt hat. Abgesehen vom Genuss der Hitze und Abkühlung im Meer bin ich während des Besuchs bei ihr auch zu einem besseren Verständnis der geschäftlichen Seite vom Betrieb einer öffentlichen Sauna gelangt.

Ein Haus ohne Sauna
ist kein Zuhause.

Unsere Reise geht zu Ende

Zu Beginn unserer Expedition in die Welt von Hitze und Kälte kannten Carita und ich uns noch nicht besonders gut. Auf diesem Weg haben wir einander viel erzählt, auch von unseren Schwierigkeiten, unseren Erfolgen und allem, was dazwischenliegt, wodurch wir zu engen Freundinnen und Vertrauten geworden sind. Viele unserer Gespräche haben in der Sauna und im Meer stattgefunden.

»Für mich ist die Sauna wie eine gute Freundin, die nie etwas bewertet oder verurteilt«, sagt Carita. »Und das Meer akzeptiert dich genauso, wie du bist«, möchte ich hinzufügen.

Mit diesem Buch wollten wir dich für die finnische Sauna begeistern, in der es ausschließlich darum geht, sich Zeit zu nehmen – Zeit zu entspannen, nachzudenken und Energie zu tanken.

In der Sauna gibt es zwar allgemeine Richtlinien, aber keine speziellen Regeln. Alle Saunabesucher*innen können ihre Erfahrungen individuell gestalten.

Überhaupt ist ein schöner Saunagang in Kombination mit einem kühlen Bad die Quelle absoluten Wohlbefindens und löst reinstes Glück in uns aus.

Nun können wir nur hoffen, dass dir unser Buch genügend Inspiration und Informationen an die Hand gegeben und dir damit Lust gemacht hat, die Kraft von Hitze und Kälte auf eigene Faust zu erkunden und zu genießen.

Und was die Zukunft von Sauna und Kaltwasserbad betrifft: Überall auf der Welt sind spannende Entwicklungen zu beobachten und immer mehr Menschen machen sich mit dieser schlichten Form der Selbstfürsorge vertraut.

Wir hoffen, dass wir unseren Leserinnen und Lesern die gesunde finnische Sauna- und Badekultur nahebringen und die eine oder andere Wissenslücke füllen konnten. Auch wollten wir eine Lanze für den simplen Grundsatz der nordischen Kontrasttherapie brechen, der da lautet: Qualität vor Quantität. Zwar gibt es überall auf der Welt topmoderne, schicke Varianten, aber das ideale Sauna- und Schwimmerlebnis findet doch in der Natur oder im naturnahen Raum statt und Nachhaltigkeit steht an erster Stelle.

Momentan benötigt unsere Welt unfassbar dringend Orte, an denen die verschiedensten Menschen friedlich zusammenkommen können. Und zu den wenigen Sphären, auf die das zutrifft, gehören nicht zuletzt die Sauna und das Meer.

Nach einem Saunabesuch wirkt die Welt wie ein besserer, überschaubarer Ort.

Weitere Informationen

Schauplätze heiß-kalter Erfahrungen in Finnland, die einen Besuch wert sind

Im ganzen Land gibt es so viele fantastische Saunen mit Badegelegenheit, dass man sie unmöglich alle aufzählen kann. Deshalb hier nur eine kleine Auswahl, die aber mit großer Empfehlung.

Allas Sea Pool (Helsinki)

Dieser schwimmende Freibad- und Saunakomplex im Zentrum von Helsinki wurde direkt ins Hafenbecken beim Marktplatz gebaut. Er bietet einen einzigartigen Ausblick auf die historischen Gebäude am Ufer, in denen sich die gesamte Bandbreite der Architektur zwischen Nordischem Klassizismus und Funktionalismus widerspiegelt. Von den Saunen aus kann man übers Meer auf die Schiffe und Fähren schauen, die zwischen den Inseln und weiter entfernten Orten wie Stockholm und Tallinn verkehren.

Arctic Snow Hotel (Rovaniemi, Lappland)

Dieses bei Touristen sehr beliebte Hotel in der Hauptstadt Lapplands wird jeden Winter aus Eisblöcken neu errichtet. Die Zimmer inklusive aller Möbel bestehen aus Schnee und bieten insgesamt etwa 70 Personen Platz. Auch die Schneesauna des Hotels wurde aus Schnee und Eis hergestellt – nur die Bänke sind aus Holz.

Serlachius-Kunstsauna (Mänttä-Vilppula)

Ein internationales Trio gefeierter Architekten hat diese Rundsauna entworfen, die allein schon ihrer Form wegen sehenswert ist – schließlich sind die meisten Saunen in Finnland sonst quadratisch oder rechteckig. Angesiedelt ist sie neben einer der führenden privaten Kunstsammlungen des Landes, die sich in zwei großen Museumsgebäuden in freier Natur zwischen den Städten Tampere und Jyväskylä bewundern lässt. Mit international erstklassigen Objekten wird auch die Kunstsauna selbst ihrem Namen gerecht, unter anderem im Foyer und auf dem Weg zum See.

Villa Furuvik (Helsinki)

Zu dieser malerischen, Ende des 19. Jahrhunderts gebauten gelben Villa gehören zwei Saunen in zauberhaften roten Holzhütten: eine im Garten und eine direkt am Wasser gelegene. Letztere besitzt ein großes Fenster mit Seeblick, durch das Tageslicht in den Schwitzraum fällt. Der Umkleidebereich der Gartensauna ist wie ein gemütliches Ferienhäuschen eingerichtet: Um seine einfachen Holztische und -bänke herum liegen traditionelle Flickenteppiche.

Hawkhill Cottage Resort (Nuuksio)

Vom Nuuksio Nationalpark umgeben, ist dieses Ensemble hochwertiger Blockhütten, die alle über eine eigene Privatsauna verfügen, nur 46 Kilometer von Helsinki entfernt und lässt sich in knapp einer Stunde erreichen. Alles an dieser familiengeführten Anlage ist sorgsam bedacht, angefangen bei den emissionsarmen Heizlösungen bis hin zur nachhaltigen Verpflegung aus regionalen Produkten. Das authentische und typisch finnische Saunaerlebnis wird durch ein Bad im Süßwasserteich abgerundet.

Joensuun Jääkarhut (Joensuu)

Aus Gründen der Sicherheit sind viele Winterschwimmclubs in Finnland nur eingetragenen Mitgliedern zugänglich. In Ostfinnland jedoch gibt es eine Winterschwimm-Vereinigung mit zwei großen Saunen, in denen Gäste zu bestimmten Zeiten willkommen sind. Abgesehen von der sehenswerten Anlage als solcher ist Joensuun Jääkerhut (»Polarbären in Joensuu«) auch für die dort herrschende freundliche karelische Atmosphäre bekannt.

Kiilopää (Lappland)

Das in der unberührten Landschaft Lapplands gelegene und von der Finnischen Outdoor-Vereinigung Suomen Latu betriebene Outdoor Fell Center (Fell = »Fjäll, Hochebene, Berglandschaft«) bietet wahre Kontrasttherapie im Herzen der Natur. Gäste können dort abwechselnd die kühlen Bäder und den sanften Dampf der traditionellen Rauchsauna genießen oder auch inmitten der Wildnis in eiskaltes Wasser eintauchen.

Kiulu (Ähtari)

Das finnische Wort *kiulu* bezeichnet einen großen Holzeimer mit einem löffelartigen Griff. Der Eimer enthält das Wasser, das auf die heißen Steine gegossen wird, um den *löyly* zu erzeugen, den sanften Saunadampf. Im Saunarestaurant Kiulu gibt es zwei Saunen, eine große für etwa 20 Personen und eine kleinere *maisemasauna* (»Landschaftssauna«) für zehn Gäste, von der aus man eine gute Aussicht auf den Hankavesi-See hat.

Kotiharjun Sauna (Helsinki)

Diese legendäre Sauna im hippen Stadtbezirk Kallio verfügt über eine holzbeheizte Sauna aus dem Jahr 1928. In ihr herrscht auch tatsächlich noch die Atmosphäre dieser Zeit. Viele der Saunagäste gehen vor die Tür, um sich abzukühlen, was Passanten nicht selten ein amüsiertes Lächeln entlockt.

Kuuma (Tampere)

Der finnische Name dieses modernen Sauna-Restaurant-Komplexes im Zentrum der Welthauptstadt der Saunakultur bedeutet einfach nur »heiß«. Bei einer der zwei Saunen, die es dort gibt, handelt es sich um eine traditionelle Rauchsauna. Nach dem Schwitzbad kann man sich in einem in den See eingelassenen Pool erfrischen.

Lonna (Helsinki)

Die malerische Mini-Insel Lonna befindet sich nur eine kurze Fährfahrt vom zentralen Marktplatz der Hauptstadt entfernt. Die Design-Saunen liegen zum Meer hin, sodass die Besucher*innen zwischen den Saunagängen in der See schwimmen gehen können.

Löyly (Helsinki)

Benannt wurde die Sauna nach dem Dampf, der entsteht, wenn das Wasser auf die heißen Steine gegossen wird. Bei ihrer Eröffnung 2016 gehörte sie zu den ersten urbanen Sauna-Restaurant-Komplexen des Landes. Die Anlage umfasst drei Saunen inklusive einer Rauchsauna und verfügt über einen direkten Zugang zum Meer. Auch vom Restaurant und der Bar aus hat man einen guten Blick auf das Wasser. Das für seine Architektur ausgezeichnete Löyly wurde vom *Time Magazine* zu einem der 100 beeindruckendsten Orte der Welt ernannt.

Luoto (Kuopio)

Das nordisch-dezente Erscheinungsbild des Saunarestaurants Luoto erhält durch die Schaukeln aus Holz und Seilen auf der Terrasse eine spielerische Note. Von hier aus hat man einen herrlichen Blick über den Kallavesi-See, wo sich das Luoto in ruhiger Lage am Ufer in der Nähe der Stadt Kuopio befindet. Zwei gemischte Saunen, Hehku und Haiku, sorgen für gemütliche Wärme; von der Terrasse aus gelangt man direkt in den See – der mit einem Augenzwinkern auch als natürlicher Infitity-Pool bezeichnet wird. In den Wintermonaten lädt ein Eisloch zu einer schnellen Abkühlung ein.

Pyhäpiilo (Ruka-Kuusamo)

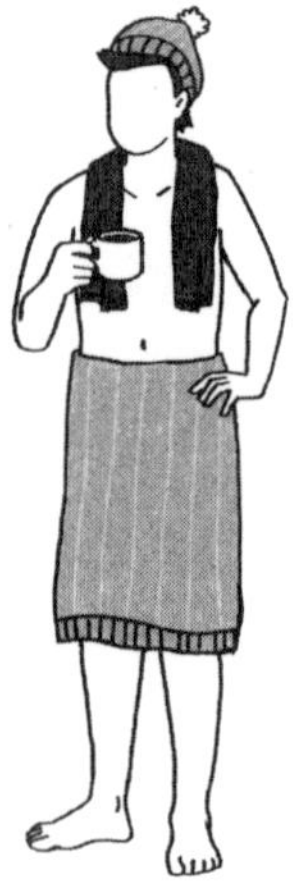

Im Pyhäpiilo, einer Saunawelt und natürlichem Spa im beliebten Skigebiet von Ruko, entsteht in jedem Winter eine Eissauna. Der *löyly* in einer solchen Eissauna ist sehr sanft und viel feuchter als in herkömmlichen Saunen. Natürlich besteht auch das Tauchbecken zum Abkühlen nach dem Schwitzbad aus Eisblöcken. Und beides verspricht ganz außergewöhnliche Erfahrungen.

Rajaportti Sauna (Tampere)

Die legendäre Rajaportti-Sauna lädt zu einer Reise in die Vergangenheit ein, denn sie ist eine der ältesten öffentlichen Saunen Finnlands. Der Ofen in der Rauchsauna ist ein Original, das aus dem Jahr 1906 stammt. Auf dem Hof, wo man sich abkühlen kann, befindet sich auch ein Café, das neben einer Auswahl an Getränken auch typische Saunasnacks anbietet, wie etwa Würstchen, Suppen und die traditionellen Zimtschnecken.

Rauhaniemi Folk Spa (Tampere)

Mit seinen zwei traditionellen finnischen Saunen, die ganzjährig geöffnet sind, und einer gepflegten Badestelle am See ist das Rauhaniemi Folk Spa, genannt Rauhis (»Frieden«), bei Einheimischen wie Touristen gleichermaßen beliebt. Da die Saunen gemischt sind, ist Badekleidung vorgeschrieben.

Revontuli Resort (Hankasalmi)

Das in der Nähe einer Nordlicht-Forschungsstation gelegene Revontuli Resort am Iso-Virmasjärvi-See in Mittelfinnland kann mit ganz unterschiedlichen Saunaerlebnissen aufwarten. Mit einer elektrischen *Loitsu*-Sauna (»Beschwörungssauna«) sowie einer gläsernen Iglu-, einer großen Rauch- und einer Zeltsauna bietet es für jeden Geschmack etwas. Es werden auch traditionelle Saunaabende und sonstige Veranstaltungen angeboten, bei denen man die ganze Palette an Optionen in Sachen Schwitzen und Abkühlen ausprobieren kann.

Sataman Viilu (Jyväskylä)

Für ihre von Alvar Aalto entworfenen Gebäude ist die mittelfinnische Stadt Jyväskylä bekannt. In ihrem Binnenhafen befindet sich das Saunarestaurant Sataman Viilu in einem ebenfalls sehr auffälligen Bauwerk. Seine drei gemischten Saunen sind das ganze Jahr über geöffnet, zudem gibt es dort eine überdachte Terrasse mit Jacuzzis und einen Pool am Ufer des Sees.

Saunadorf (Jämsä)

Am Ufer des Päijänne-Sees in Mittelfinnland empfängt das Saunadorf seine Besucherinnen und Besucher im authentischen Ambiente der jahrhundertealten Rauchsaunatradition. Das Dorf bietet geführte Touren durch 24 historische Rauchsaunen, von denen eine schon aus dem 18. Jahrhundert stammt. Auch Saunabesuche sind selbstverständlich möglich.

Sieben-Sterne-Rauchsauna (Ruka-Kuusamo)

In der atemraubenden Wildnis Nordfinnlands ganz in der Nähe des beliebten Skigebiets Ruka-Kuusamo ist die Sieben-Sterne-Rauchsauna im Hotel Isokenkäisten-Klubi stets für ein einzigartiges Erlebnis gut. Während es in den meisten Rauchsaunen ziemlich dunkel ist, hat diese ein großes Fenster, das auf eine Seelandschaft hinausgeht, die mit dem Wechsel der Tages- und Jahreszeiten ein immer neues Bild abgibt, wie ein sich ewig wandelndes Kunstwerk.

Sompasauna (Helsinki)

Gratis und offen für alle wirbt die Sompasauna völlig zu Recht für sich als »Helsinkis öffentlichste Sauna – jeden Tag im Jahr rund um die Uhr geöffnet und von allen betrieben, die sie nutzen«. Am Ufer in der Nähe des Helsinkier Stadtviertels Kalasatama gelegen, bietet sie freien Zugang zum Meer für die rasche Abkühlung zwischen den Saunagängen. Aktuell zieht die Sauna aufgrund städtebaulicher Neuentwicklung um und öffnet in der zweiten Jahreshälfte 2025 erneut ihre Pforten.

Tupaswilla Rauchsauna (Laukaa)

In dieser Rauchsauna, die dem Vernehmen nach die größte der Welt ist, finden bis zu 160 Personen Platz. Tupaswilla ist besonders für seine traditionellen Frauenabende in der Rauchsauna berühmt, bei der gesundheitsfördernde Heiltorfanwendungen zum Einsatz kommen. Holzbalken, die bereits aus dem 17. Jahrhundert stammen, tragen das Saunagebäude. In dessen Innerem befindet sich auch ein geräumiger Umkleidebereich und für die

Einrichtung wurden zu einem großen Teil recycelte Materialien verwendet. Das Wasser für die Duschen kommt direkt aus einem nur 100 Meter entfernten Süßwasserteich.

Wintersaunatour in Finnlands Südosten

Zwanzig Saunen hat die neue Wintersaunatour Südostfinnlands zu bieten, die sich durch ländliche und städtische Gebiete von Kouvola über Hamina, Loviisa, Kotka und Lappeenranta bis nach Imatra erstreckt. Die Saunen, die an der Strecke liegen, bedienen das gesamte Spektrum: Neben den traditionellen Strand- und Rauchsaunen gibt es dort Schwitzbäder in Höhlen, Iglus Jurten und sogar auf einem Floß. Außerdem darf die moderne Saunawelt der Spas mit Dampf und Salz nicht fehlen.

Jede dieser Saunen verfügt über Möglichkeiten zur Abkühlung, je nach Standort in einem Fluss, Teich, See oder im Meer. Auf jeden Fall kann man dort auch die ortsansässigen Schwimm-Gemeinschaften kennenlernen (www.outdooractive.com).

Nützliche Websites

Alvar Aalto Foundation: www.alvaraalto.fi/en/, finn.: www.alvaraalto.fi

Bournemouth University: www.bournemouth.ac.uk

Finnish mental health hub: mielenterveystalo.fi

Finnish Sauna Society: www.sauna.fi/en

Guardian: www.theguardian.com

Helsingin Sanomat: www.hs.fi

Outdoor Swimming Society: www.outdoorswimmingsociety.com

Sauna from Finland: https://saunafromfinland.com/de/, engl.: www.saunafromfinland.com

Stadt Helsinki: myhelsinki.fi

Statistics Finland: www.stat.fi

Suomen Latu, die Finnische Outdoor Association: www.suomenlatu.fi

This is Finland: https://finland.fi/de/, engl.: www.finland.fi

UKK Institute for Health Promotion Research: www.ukkinstituutti.fi/en

University of Jyväskylä: www.jyu.fi/en

University of Oulu: www.oulu.fi/en
Visit Finland: www.visitfinland.com/de/
Visit Lakeland Finland: visitlakelandfinland.com
Yle, die öffentlich-rechtliche Rundfunkanstalt Finnlands: Yle.fi

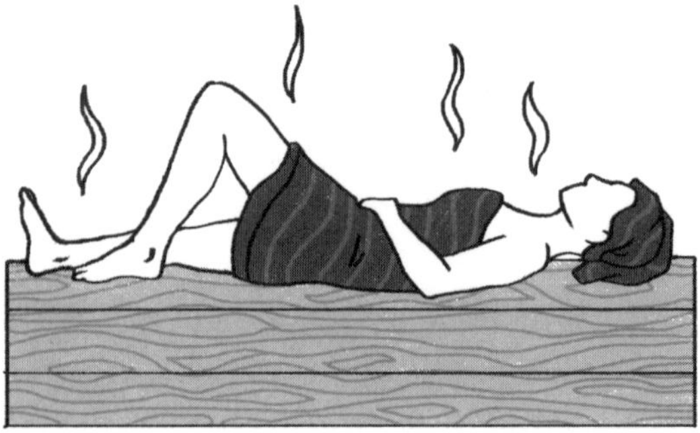

Finnisches Sauna- und Kaltwasserbad-Vokabular

alasti – nackt

avanto – Eisloch, Loch, das in eine dicke Eisschicht auf dem Meer, einem See oder Fluss geschnitten wird

avantouinti – Eisschwimmen oder Eislochschwimmen, auch als Winterschwimmen oder -baden bekannt; Bad im Meer oder einem *avanto* in den kalten Monaten

avantotossut – Neoprenschuhe zum Winterschwimmen

avantohanskat – Neoprenhandschuhe zum Winterschwimmen

jää – Eis

järvi – See

kauha – Wasserkelle

kiuas – Heizgerät, Ofen

kivet – Steine

kiulu – Eimer

kuuma – heiß

kylmä – kalt

kylpytakki – Bademantel

laudeliina – Sitzschutz, Tuch als Unterlage

lampi – Teich
lenkkisauna – ein für alle Bewohner frei zugänglicher und kostenloser Saunabesuch in einem Wohnkomplex oder Häuserblock
loitsu – Saunazauber
löyly – Saunadampf, der Dampf, der entsteht, wenn Wasser auf die heißen Ofensteine gegossen wird
lumi – Schnee
maisemasauna – Landschaftssauna
mahtisauna – mächtige Sauna
pefletti – Bankschutz, oft zum einmaligen Gebrauch und anschließender Entsorgung gedacht
penkki – Bank
perinnesaunottaja – Volksheilerin
pipo – bei Winterschwimmer*innen beliebte Wollmütze
pyyhe – Handtuch
saunahattu – Woll- oder Filzhut
saunatalo – Saunahaus
saunatonttu – Saunawichtel oder -zwerg
savusauna – Rauchsauna
sisu – Stärke, Ausdauer, Willenskraft
uimapuku – Badeanzug
vasta oder *vihta* – Besen
vesi, vettä – Wasser
vilvoitteluallas – Tauchbecken

Anmerkungen

1 Rappaport, Sahra, »The Global Wellness Industry is Now Worth $5.6«, in: *Bloomberg News*, 9. November 2023.

2 Viinikka, Lasse, »Sauna and health«, in: *Duodecim*, der finnischen »Health Library«, 1. Januar 2024 (engl. Übersetzung: www.saunasociety.org/blog/2021/3/19/sauna-and-health).

3 Sood, Suemedha, »The origins of bathhouse culture around the world«, in: *Travel BBC*, 30. November 2012.

4 *Authentic Finnish Sauna Experience Quality Handbook,* Sauna from Finland, 2021.

5 Fitzmaurice, Rosie, »How London became obsessed with saunas«, in: *Evening Standard*, 1. März 2023.

6 Reidy, Gearoid, »Japan seeks digital detox with return to the ›way of the sauna‹«, in: *Japan Times*, 14. November 2023.

7 Eagland, Nick, »Mobile traditional Finnish sauna comes to Vancouver«, in: *Vancouver Sun*, 21. Januar 2020.

8 Airo, Riika, und Lehtonen, Miia, »Wellbeing of the mind from cold«, Teil eines laufenden Forschungsprojekts an der Universität von Jyväskylä (www.jyu.fi/fi/hankkeet/kylmasta-mielen-hyvinvointia), nur auf Finnisch.

9 Bournemouth University, »Scans reveal changes in the brain's wiring after cold water immersion«, 7. Februar 2023 (www.bournemouth.ac.uk/news/2023-02-07/scans-reveal-changes-brain-s-wiring-after-cold-water-immersion).

10 Harper, Mark: *Rein ins kalte Wasser! Warum das Schwimmen in kaltem Wasser nicht nur körperlich fit macht, sondern auch mental stärkt*, VAK, Kirchzarten bei Freiburg 2023 (Original: *Chill: The Cold Water Swim Cure*, Chronicle Books, San Francisco 2022).

11 Danska, Lauri, *Kylmä* (*Heilende Kälte – Sollten wir öfter frieren?*), Dokumentarfilm, Yle Finnland/Arte France Science, 2022.

12 Laukkanen, Jari A., und Kunutsor, Setor K., »Does the combination of Finnish sauna bathing and other lifestyle factors confer additional health benefits? A review of the evidence«, in: *Mayo Clinic Proceedings*, 98/6, Juni 2023.

13 Earric, Lee, »Alternations to cardiovascular function from sauna bathing, and exercise and sauna in populations with cardiovascular risk factors«, PhD-Dissertation, Universität von Jyväskylä, 2023.

14 Hägglund, Hans, *Bastuboken: heta fakta om bastu och hälsa* (= Das Sauna-Buch: heiße Fakten über Sauna und Gesundheit, nur auf Schwedisch), Ekerlids, Stockholm 2020.

15 Quinn, Ben, »Exposure to other people's sweat could help reduce social anxiety, study finds«, in: *Guardian*, 26. März 2023.

16 Larva, Leena, und Korhonen, Riitta, »A pilot study into the influence of the Finnish peat sauna on the climacteric symptoms of women«, in: *Peat Balneology*, Juni 2019.

17 Yli-Ojanperä, Elina, *Jos sauna ei auta* (= Wenn die Sauna nicht hilft, nur auf Finnisch), Dokumentarfilm, Yle, öffentlich-rechtliche Rundfunkanstalt Finnlands, 1977.

18 Torstila, Pertti, »Sauna Diplomacy: The Finnish Recipe«, XV International Sauna Congress, Tokio, 27. und 28. Mai 2010.

19 Abend, Lisa, »Finland's Sanna Marin, the World's Youngest Female Head of Government, Wants Equality, Not Celebrity«, in: *Time*, 2020 (Davos-Ausgabe).

20 *Spaflow* Blog, 24. Januar 2023: »What Is Contrast Water Therapy & What Are the Benefits?« (www.spaflo.co.uk/blog/what-is-contrast-water-therapy).

21 Søberg, Susanna, und andere, »Altered brown fat thermoregulatoin and enhanced cold-induced thermogenesis in young, healthy, winter-swimming men«, in: *Cell Reports Medicine*, 11. Oktober 2021.

22 Virtanen, Kirsi, »Brown Fat a Possible Aid in Weight Control«, PET-Symposion in Turku, 28. Mai 2014 (www.utu.fi/en/news/news/brown-fat-a-possible-aid-in-weight-control).

23 https://saunafromfinland.com/news/sauna-certificate-for-the-embassy-of-finland-in-london-and-the-launch-of-diplomatic-sauna-society/

24 https://sauna-aid.com/

25 Helliwell, J.F., und andere (Hg.), *World Happiness Report,* University of Oxford Wellbeing Research Centre, 2024.

26 Feng, Xiaoqi, und Astell-Burt, Thomas, »Loneliness as a health issue«, in: *Lancet*, 8. Juli 2023 (www.thelancet.com/journals/lancet/article/PIIS0140-6736(23)01411-3/fulltext).

27 Grant, Adam, *Think Again – Die Kraft des flexiblen Denkens. Was wir gewinnen, wenn wir unsere Pläne umschmeißen*, Piper Verlag, München 2022 (Original: *Think Again: The Power of Knowing What You Don't Know,* Penguin Random House, London 2022).

28 Harju, Carita, *Sauna: The Way of Finnish Life,* Kirjakaari, Jyväskylä 2017.

Literatur und Filme

Blom, Johannes, *Saunan salaisuudet* (»Die Geheimnisse der Sauna«), Yle, öffentlich-rechtliche Rundfunkanstalt Finnlands, 23. Dezember 2021.

Bournemouth University, »Scans reveal changes in the brain's wiring after cold water immersion« (www.bournemouth.ac.uk/news/2023-02-07/scans-reveal-changes-brain-s-wiring-after-cold-water-immersion).

»Britons warm up to saunas«, in: *Economist*, 16. März 2023 (www.economist.com/britain/2023/03/16/britons-warm-up-to-saunas).

Cheng, A.J., et al., »Post-exercise recovery of contractile function and endurance in humans and mice is accelerated by heating and slowed by cooling skeletal muscle« (https://physoc.onlinelibrary.wiley.com/doi/epdf/10.1113/JP274870).

Danska, Lauri, *Kylmä (Heilende Kälte – Sollten wir öfter frieren?)*, Dokumentarfilm, Yle Finnland/Arte France Science, 2022.

Fitzmaurice, Rosie, »How London became obsessed with saunas«, in: *Evening Standard*, 1. März 2023 (www.standard.co.uk/lifestyle/london-saunas-hackney-wick-b1063997.html).

Gramer, Robbie, »The Finnish Art of Sauna Diplomacy«, in: *Foreign Policy*, 4. April 2023 (https://foreignpolicy.com/2023/04/finland-diplomatic-sauna-society-soft-power/).

Hägglund, Hans, *Bastuboken: heta fakta om bastu och hälsa* (= Das Saunabuch: Heiße Fakten über Sauna und Gesundheit, nur auf Schwedisch), Ekerlids, Stockholm 2020.

Hannuksela, M.L., und Ellahham, Samer, »The Benefits and Risks of Sauna-bathing«, in: *American Journal of Medicine*, 110, S. 118–26, 2001 (https://pubmed.ncbi.nlm.nih.gov/11165553/).

Harju, Carita, *Hyvä oloa saunomolla* (= Saunafulness, auf Finnisch), Viisas Elämä, Helsinki, 2021.

dies., *Sauna – aito suomalainen elämys*, (= Sauna – the Way of Finnish Life, auf Finnisch), Kirjakaari, Jyväskylä 2017.

Harper, Mark, *Rein ins kalte Wasser! Warum das Schwimmen in kaltem Wasser nicht nur körperlich fit macht, sondern auch mental stärkt*, VAK, Kirchzarten bei Freiburg 2023 (Original: *Chill: The Cold Water Swimm Cure*, Chronicle Books, San Francisco 2022).

Helliwell, John F., et al. (Hg.) *World Happiness Report 2020*, Sustainable Development Solutions Network, New York 2020.

Hobson, Katherine, »Saunas are a hot trend, and they might even help your health«, in: *MPR News*, 20. Januar 2018 (www.mprnews.org/story/2018/01/20/saunas-are-a-hot-trend-and-they-might-even-help-your-health).

Keskinen, Eino (Hg.), *Suomen Sauna: Kansanrunouden ja kaunokirjallisuuden kuvaamana*, Oy Suomen Kirja, Helsinki 1946.

Kukkonen-Harjula, Katriina, »Saunomisen terveyshyödyt ja riskit«, in: *Duodecim*, 13, 2007 (https://duodecimlehti.fi/duo96586).

Kunutsor, Setor K., et al., »Sauna-bathing reduces the risk of stroke in Finnish men and women: A prospective cohort study«, in: *Neurology*, 2. Mai 2018 (http://n.neurology.org/content/early/2018/05/02/WNL.0000000000005606).

Laukkanen, Jari A., und Kunutsor, Setor K.: »Does the combination of Finnish sauna bathing and other lifestyle factors confer additional health benefits? A review of the evidence«, in: *Mayo Clinic Proceedings*, 98/6, Juni 2023 (www.mayoclinicproceedings.org/article/S0025-6196(23)00008-3/fulltext).

Laukkanen, T. und J., *Sauna, keho & mieli* (= Sauna, Körper und Geist, nur auf Finnisch), Docendo, Jyväskylä 2020.

Laukkanen, T., et al, »Association Between Sauna-bathing and Fatal Cardiovascular and All-Cause Mortality Events«, in: *JAMA Internal Medicine*, 175/4, S. 542–548, April 2015 (http://jamanetwork.com/journals/jamainternalmedicine/fullarticle/2130724).

Laukkanen, T., et al., »Sauna-bathing is associated with reduced cardiovascular mortality and improces risk prediction in men and women: a prospective cohort study«, in: *BMC Medicine*, fullarticle/2130724.

Laukkanen, T., et al., »Sauna-bathing is inversely associated with dementia and Alzheimer's disease in middle-aged Finnish men«, in: *Age and Ageing*, 46/2, S. 245–249, 1. März 2017 (https://doi.org/10.1093/ageing/afw212).

Naik, Niraj, »Sauna Benefits for Longevity, Health, Immune System & More«, *The Renegade Pharmacist*, 15. Mai 2016 (https://therenegadepharmacist.com/sauna-exposed).

Nichols, Wallace J., *Blue Mind: Wie Wasser uns glücklicher macht*, S. Hirzel Verlag, Stuttgart 2020, (Original: *Blue Mind: How Water Makes You Happier, More Connected and Better at What You Do*, Abacus/Little Brown, London 2014.)

Pantzar, Katja, *Everyday Sisu*, Penguin Random House, New York 2022

Raipala-Cormier, Virpi, *Frantsila, Luonnon kotiapteekki* (= Frantsila, die Apotheke der Natur, auf Finnisch), WSOY, Helsinki 2019.

Reidy, Gearoid, »Japan seeks digital detox with return to ›way of the sauna‹«, in: *Japan Times*, 14. November 2023 (www.japantimes.co.jp/commentary/2023/11/14/japan/japan-saunas-popular/).

Rowlatt, Justin, »Could cold water hold a clue to a dementia cure?«, *BBC News*, 19. Oktober 2020 (www.bbc.co.uk/news/health-54531075).

Seesmeri, Laura, *Sauno itsellesi menneisyys: kehollisuus osana muisteltua ja esitettyä kokemusta* (= Sauna und Vergangenheit: Körperlichkeit als Teil von Gedächtnis und präsentiertem Erleben, auf Finnisch), Society of Finnish Folklore Researchers, Helsinki 2018.

Sood, Suemedha, »The origins of bathhouse culture around the world«, *BBC Travel*, 30. November 2012 (www.bbc.com/travel/article/20121129-the-origins-of-bathhouse-culture-around-the-world).

Tipton, M.J., et al., »Cold water immersion: Kill or cure?«, in: *Experimental Physiology*, 102/11, S. 1335–55, 2017 (https://physoc.onlinelibrary.wiley.com/doi/full/10.1113/EP086283).

Tipton, Mike, et al., »Cold water therapies: minimising risks«, in: *British Journal of Sports Medicine*, 9. September 2022 (https://pubmed.ncbi.nlm.nih.gov/36396152/).

Torppa, Tiina, *Kylmä kutsuu: hyvinvointia talvesta* (= Der Reiz der Kälte: Winterliches Wohlbehagen, auf Finnisch), Gummerus, Helsinki 2021.

Urponen, H., et al., »Self-evaluations of factors promoting and disturbing sleep«, zusammengefasst in *Journal of Social Medicine*, 24, S. 15–27, 1987 (https://pubmed.ncbi.nlm.nih.gov/3363395/).

Van Tulleken, Chris, »Can cold water swimming treat depression?«, *BBC News*, 13. September 2018 (www.bbc.co.uk/news/health-45487187).

Vasama, Tanja, »Ruskea rasva voi suojata sairauksilta, ja erityisen paljon se hyödyttää ylipainoisia – Näillä keinoilla ruskeaa rasvaa voi aktivoida« (= Braunes Fett kann vor Krankheiten schützen und bei Übegewicht helfen – Methoden zur Aktivierung des braunen Körperfetts, nur auf Finnisch), in: *Helsingin Sanomat*, 18. Januar 2021 (www.hs.fi/tiede/art-2000007745036.html).

Wiking, Meik, *Hygge, ein lebensgefühl, das einfach glücklich macht*, Lübbe, Köln 2016 (Original: *The Little Book of Hygge*, Penguin Life, London 2016).

Yli-Ojanperä, Elina, *Jos sauna ei auto* (= Wenn die Sauna nicht hilft, auf Finnisch), Dokumentarfilm, Yle, öffentlich-rechtliche Rundfunkanstalt Finnlands, 1977 (https://areena.yle.fi/1-1309998).

Zaccardi, F., et al., »Sauna Bathing and Incident Hypertension: A Prospective Cohort Study«, in: *American Journal of Hypertension,* 13. Juni 2017 (https: /https://doi.org/10.1093/ajh/hpx102).

Über die Autorinnen

Katja Pantzar wuchs in Kanada auf, mit Aufenthalten in Neuseeland und Großbritannien. Heute lebt sie als Autorin, Redakteurin und Journalistin in Helsinki. Sie ist die Autorin von *Finding Sisu* (2018); in den Vereinigten Staaten erschien der Bestseller über nordische Lebensart, Winterbaden und *Sisu* (»Stärke«) unter dem Titel *The Finnish Way* und wurde in 24 Sprachen übersetzt. Auch im Folgeband, *Everyday Sisu: Tapping Into Finnish Fortitude for a Happier, More Resilient Life* (2022), befasst sie sich mit dem Thema Wohlbefinden und geht der Frage nach, was wir für unsere mentale und physische Gesundheit tun und wie wir besser miteinander und mit unserem Planeten umgehen können. Fast jeden Tag geht Pantzar in der Ostsee schwimmen.

Carita Harju ist eine finnische Autorin, Sauna- und Marketingexpertin, die ihre Mission darin sieht, die Wohltaten der finnischen Dampfsauna für Gesundheit und Wohlbefinden mit der Welt zu teilen. Sie ist die Gründerin und Geschäftsführerin von *Sauna from Finland,* einem internationalen Netzwerk, dem mehr als 2000 Betriebe rund um die Sauna angehören. Harju geht fast täglich mit ihrer Familie in die Sauna, und ihr erster Bildband, *Sauna – The Way of Finnish Life* (2016), erschien in vier Sprachen. Ihr zweites Buch, *Soul of the Sauna* (2019), kam auf Japanisch und Ungarisch heraus, das neuste, *Saunafulness* (2021), in finnischer, estnischer und japanischer Sprache.

Dank

Wir empfinden allen gegenüber große Dankbarkeit, die uns bei der Arbeit an diesem Buch geholfen und unterstützt haben.

Wir danken unserer Agentin Elina Ählbäck, der früheren Yellow-Kite-Lektorin Liz Gough sowie Carolyn Thorne, der Cheflektorin von Yellow Kite und ihrem tollen Team, zu dem auch Trish Burgess gehört.

Dank gebührt auch der Finnish Writers' Association, die Caritas Arbeit an diesem Buch großzügig unterstützt hat.

Wie immer stehen wir auch diesmal sehr in der Schuld unseren Familien, Freunden und Freundinnen gegenüber. Danke für eure Unterstützung und eure Geduld!

Schließlich gilt unser Dank allen Unterstützer*innen sowie unseren Informationsquellen und Gesprächspartner*innen, die so freundlich waren, uns ihre Zeit, Ideen und ihr Wissen zu schenken: Sonia A. Riikka Airo, Maaria Alén, Maija Astikainen, Bruno Beaugrand, Clare Dowdy, Heidi, Piritta Fors, Mikko Fritze, Nina Heikkonen, Anna Hints, Elina Hirvonen, Tanja Huutonen, Tiina Ikäheimo, Jari A. Laukkanen, Mirkku Kullberg, Leena Larva, Jarmo Lehtola, Alexander Markus Lembke, Miia Lehtonen, Tea Lindberg, Mari Lonka, Katajanokan Jäänsärkijät, Katajanokan mattolaiturin porukka, Christina Matula-

Häkli, Hector Mendoza, Nikita Miltiadou, Anna-Maija und Gerard Nibbelink, Orlan Ohtonen, Katja Ojala, Mikko Ojanen, Emma O'Kelly, Päivi Pälvimäki, Satu und Tapio Pantzar, Titta Pervis, Timo Riekko, Hannu Rintamäki, Karoliina Saarnikko, Saija Silén, Felix Singh, Barry Sykes, Susanna Søberg, Anna Talasniemi, Riina Tamm, Ali Temme, Mike Tipton, Jani Toivola, Tiina Torppa, Juha und Joel Tuulaniemi, Anna Vartiainen, Päivi Viherkoski, Denise Wall, Meik Wiking und die Community von *Sauna from Finland*.

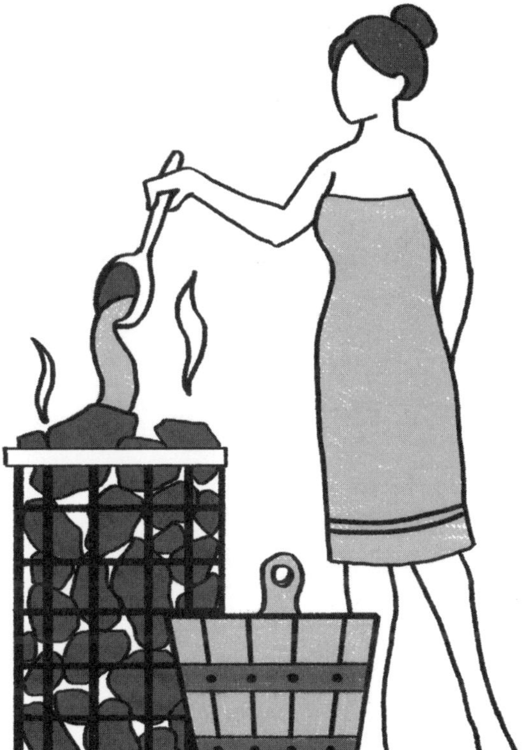